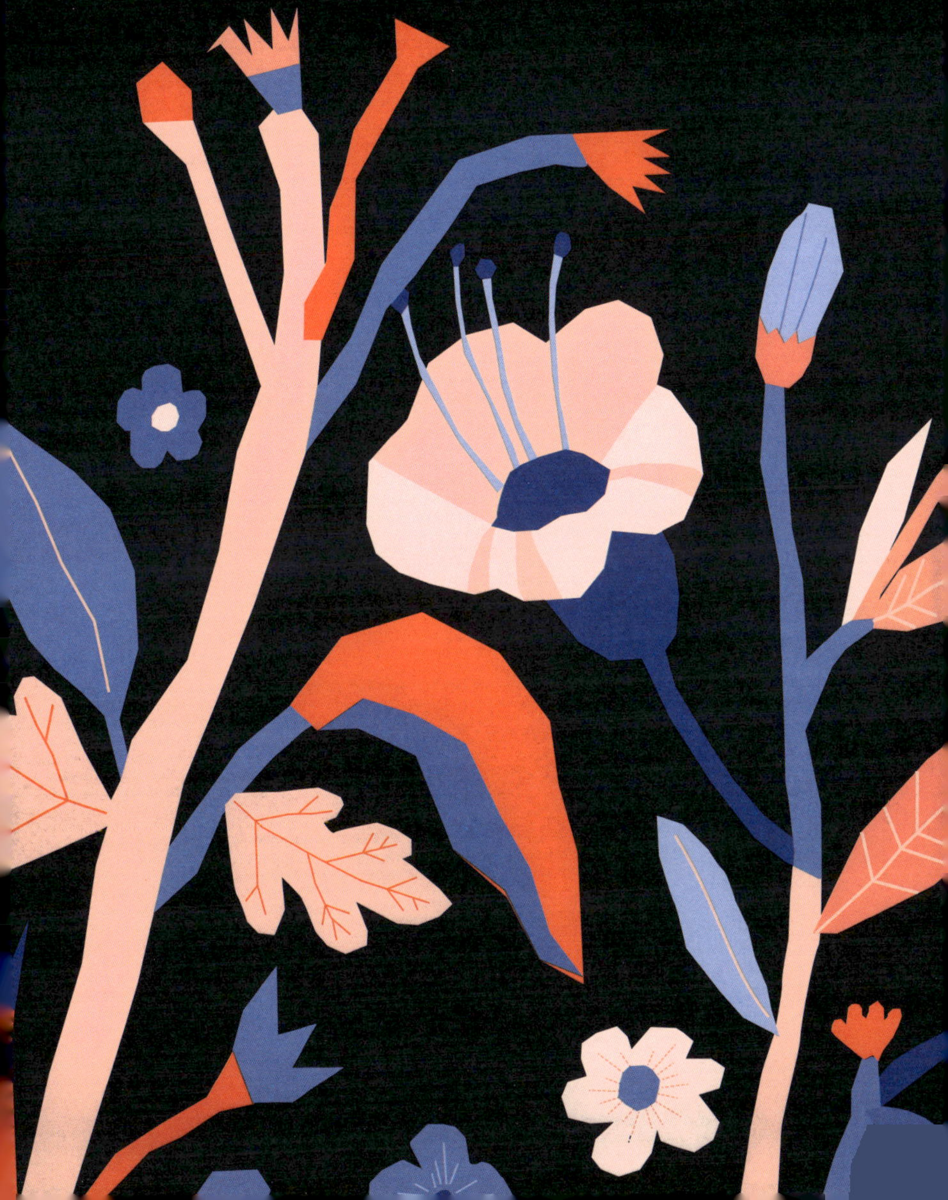

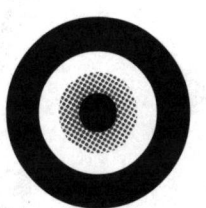

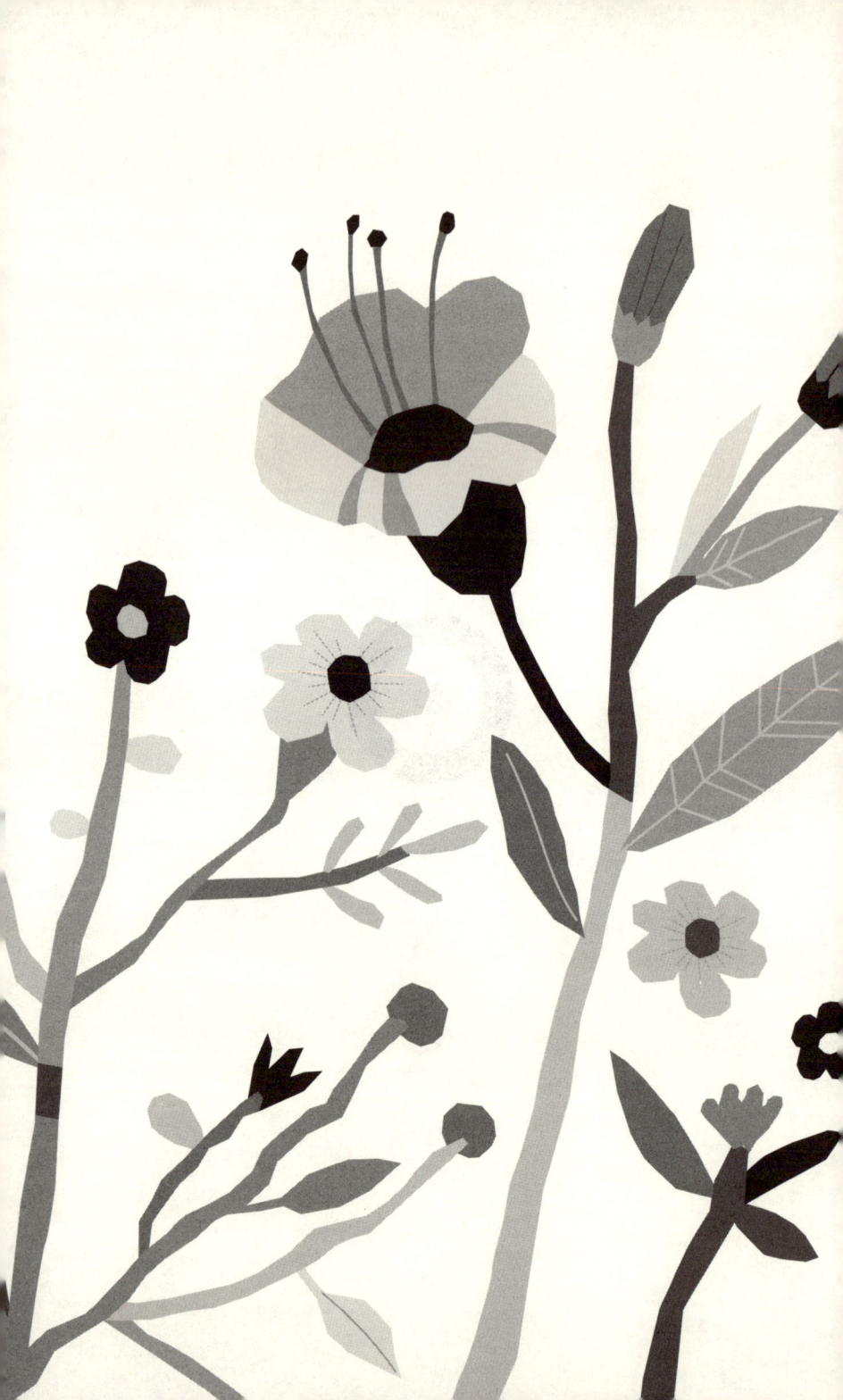

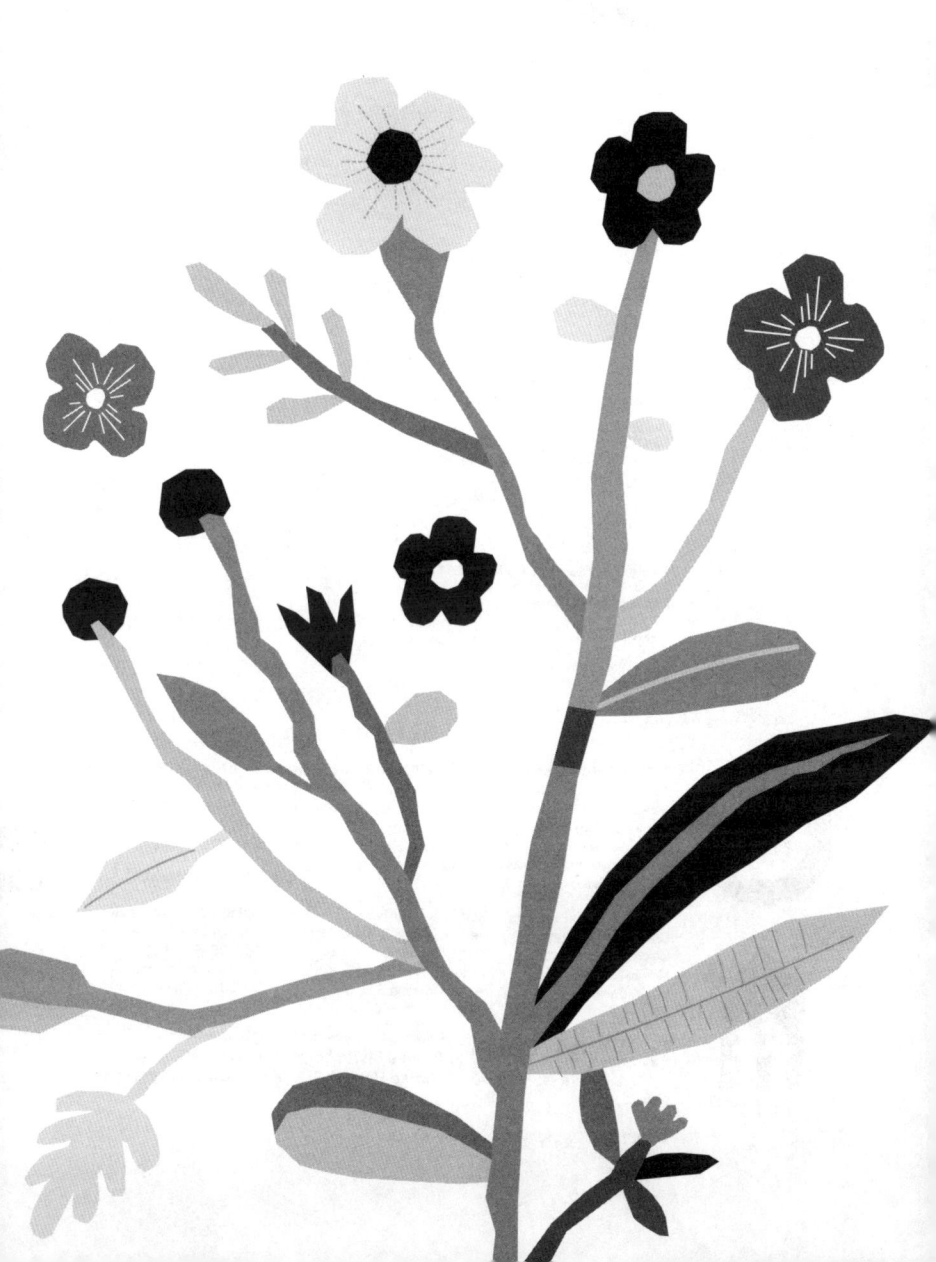

DADOS INTERNACIONAIS DE
CATALOGAÇÃO NA PUBLICAÇÃO (CIP)
Jéssica de Oliveira Molinari - CRB-8/9852

Jamison, Kay Redfield
TAB: Transtorno Afetivo Bipolar / Kay Redfield Jamison ;
tradução de Claudio Carina. — Rio de Janeiro :
SOMOS Livros, 2021.
224 p.

ISBN: 978-65-5598-117-9
Título original: Unquiet mind

1. Psiquiatria 2. Jamison, Kay Redfield – Biografia
3. Saúde mental 4. Transtorno bipolar
I. Título II. Carina, Claudio

21-3108   CDD 616.89

Índices para catálogo sistemático:
1. Psiquiatria

....

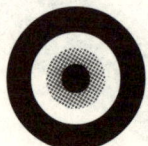

TAB: TRANSTORNO AFETIVO BIPOLAR
Copyright © 1995 by Kay Redfield Jamison
Tradução para a língua portuguesa
© Claudio Carina, 2021
Obra publicada em acordo com Alfred A. Knopf,
um selo do grupo Knopf Doubleday, uma divisão
da Penguin Random House, LLC.

Os personagens e as situações desta obra
são reais e se referem a pessoas, fatos e
pensamentos transformadores que ainda
podem nos ajudar a reconstruir um novo
olhar sobre nós, o mundo e o outro.

SOMOS UM JARDIM SEM FIM.

SOMOS Conselheiros
Christiano Menezes,
Chico de Assis, Raquel
Moritz, Marcel Souto
Maior, Daniella Zupo

SOMOS Criativos
Design: Retina78, Arthur Moraes,
Sergio Chaves
Texto: Ana Paula Costa, Keyla
Vericio, Maximo Ribera

SOMOS Propagadores
Mike Ribera, Giselle Leitão
SOMOS Família
Admiração e Gratidão
SOMOS impressos por Geográfica

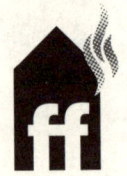

Todos os direitos desta edição reservados à
Somos Livros® Entretenimento Ltda.
Coffee HouseXP® Entertainment and Media group

© 2021 SOMOS LIVROS/ COFFEE HOUSE.XP

KAY REDFIELD JAMISON
TAB: TRANSTORNO AFETIVO BIPOLAR
MEMÓRIAS

TRADUÇÃO DE
CLAUDIO CARINA

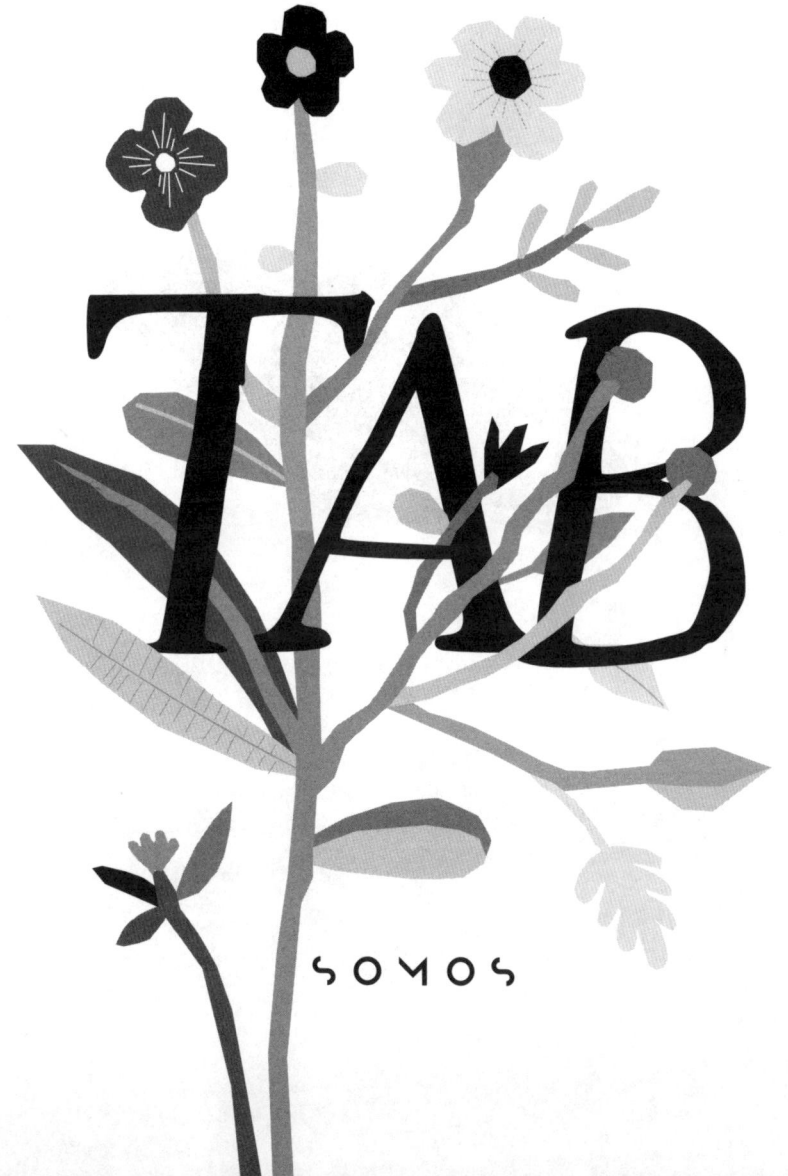

SOMOS

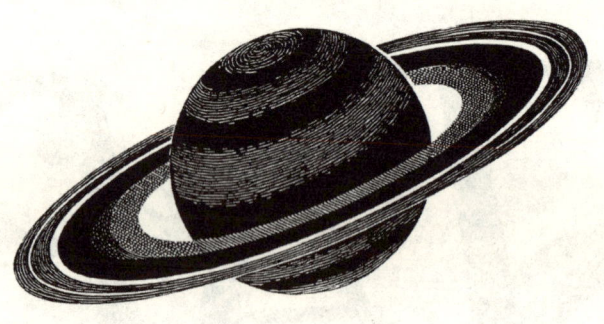

Pessoas enlouquecem de maneiras idiossincráticas. Talvez não seja surpreendente que, como filha de um meteorologista, eu tenha sofrido da gloriosa ilusão de dias do alto verão, planando, voando, de vez em quando passando por um banco de nuvens e atravessando campos de cristais de gelo. Até hoje, consigo ver com minha mente bastante peculiar uma luz estilhaçada e mutável; cores inconstantes, porém arrebatadoras, estendendo-se por quilômetros de anéis circulantes; e as quase imperceptíveis e um tanto surpreendentes luas pálidas desse planeta semelhante a uma roda de Catarina. Lembro-me de cantar "Fly Me to the Moon" passando pelas luas de Saturno e me achando terrivelmente engraçada. Via e vivenciava tudo isso quando eram apenas sonhos, ou intermitentes fragmentos de abstração.

Era real? Bem, claro que não, não em qualquer sentido significativo da palavra real. Mas permaneceu comigo? Absolutamente. Muito depois da psicose ter amainado, e dos medicamentos agirem, tornou-se parte do que a gente se lembra para sempre, envolvido por uma melancolia quase proustiana. Desde essa prolongada viagem da minha mente e da minha alma, Saturno e seus anéis de gelo assumiram uma beleza melancólica, e agora não vejo mais a imagem de Saturno sem sentir uma tristeza aguda por estar tão distante.

*Para minha mãe,
Dell Temple Jamison*

*Que me deu vida não só uma,
como incontáveis vezes*

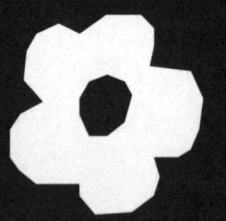

Às vezes duvido que uma vida tranquila & sem agitações teria me servido — mas às vezes anseio por isso.

BYRON

KAY REDFIELD JAMISON
TAB

Sumário

015. **Prólogo**
     Somos quem somos

021. **Parte Um**
     Além do azul revolto

073. **Parte Dois**
     Loucura nada agradável

139. **Parte Três**
     O amor, este remédio

175. **Parte Quatro**
     Uma mente inquieta

213. **Epílogo**
     Intensidade que nos guia

217. **Agradecimentos**

Prólogo

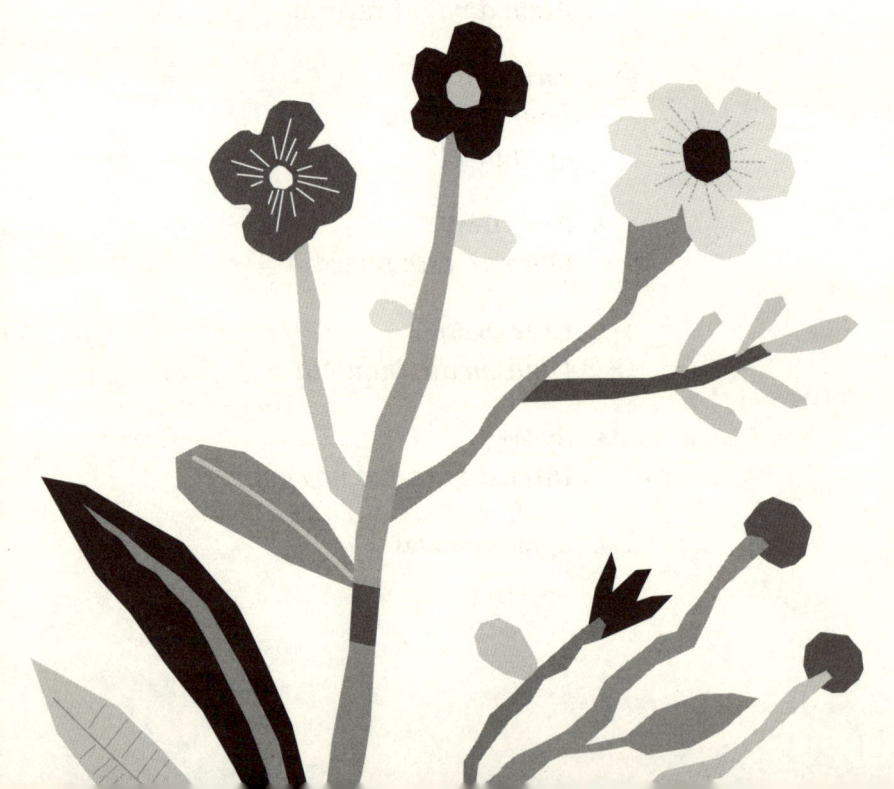

Somos quem somos

Quando você está transtornada às duas da manhã, até o Centro Médico da UCLA tem certo apelo. O hospital — normalmente um coágulo frio de prédios desinteressantes — tornou-se para mim, naquela manhã de outono, pouco menos de vinte anos atrás, o foco de meu sistema nervoso primorosamente ligado e requintadamente alerta. Com vibrissas eriçadas, antenas erguidas e olhos multifacetados como os de uma mosca em câmera rápida, eu assimilava tudo ao meu redor. Estava fugindo. Não só fugindo, como também fugindo veloz e furiosamente, dardejando de um lado a outro no estacionamento do hospital tentando usar uma energia ilimitada, irrequieta e maníaca. Estava correndo rapidamente, mas enlouquecendo lentamente.

O homem com quem eu estava, um colega da faculdade de medicina, tinha parado de correr uma hora antes e estava exausto, como explicou com impaciência. Para uma mente mais sã, isso não teria sido surpreendente: a diferença normal entre o dia e a noite há muito já não existia para nós dois, e as intermináveis horas de uísque e brigas que terminavam em risadas agora apresentavam a conta, como era de se esperar. Nós deveríamos estar dormindo ou trabalhando, escrevendo e não perecendo, lendo publicações especializadas, fazendo tabelas ou elaborando tediosos gráficos científicos que ninguém iria ler.

De repente um carro da polícia encostou. Mesmo em meu estado mental menos do que totalmente lúcido, consegui ver que o policial estava com a mão na arma ao sair do carro. "Que diabos vocês estão *fazendo correndo pelo estacionamento a essa hora?", perguntou. Uma pergunta razoável. Minhas poucas ilhotas restantes de racionalidade se comunicaram e conectaram por tempo suficiente para concluir que seria difícil explicar aquela situação específica. Meu colega, felizmente, estava pensando muito melhor do que eu e conseguiu chegar a uma parte profundamente intuitiva do próprio inconsciente e do inconsciente coletivo do mundo e respondeu: "Nós somos do departamento de psiquiatria da Universidade". O policial olhou para nós, sorriu, voltou para a viatura e foi embora.*

Ser professores de psiquiatria explicou tudo.

Um mês depois de assinar a documentação para ser professora assistente de psiquiatria na Universidade da Califórnia, em Los Angeles, eu estava disparada a caminho da loucura; era 1974, e eu tinha 28 anos. Em três meses estaria irreconhecivelmente louca e apenas começando uma longa e custosa guerra pessoal contra um medicamento que, alguns anos depois, estaria recomendando enfaticamente que outros tomassem. Minha doença, e minha luta contra a droga que afinal salvou minha vida e restaurou minha sanidade, levou anos para se desenvolver.

Até onde consigo lembrar, sempre fui sujeita a humores, às vezes de forma assustadora, mas muitas vezes maravilhosa. Intensamente emocional quando criança, inconstante enquanto menina, comecei como uma adolescente muito deprimida até ser implacavelmente capturada pelos ciclos do transtorno maníaco-depressivo[1] na época em que comecei a minha vida profissional. Assim, tanto por necessidade como por inclinação intelectual, acabei me dedicando a estudar os humores. Tem sido a única maneira que conheço de compreender, e de

---

1 A escritora opta pelo termo maníaco-depressivo, mas de acordo com o DSM-IV (1994) e DSM-V (2014), a nomenclatura mudou para Transtorno Afetivo Bipolar. Na parte quatro do livro, no entanto, ela justifica que utiliza a denominação antiga por acreditar que reflete de maneira mais clara o que a doença significa.

fato aceitar, a doença que tenho; também é o único modo que conheço de tentar fazer alguma coisa pela vida de outras pessoas que também sofrem de distúrbios de humor. A doença, que em várias ocasiões quase me matou, mata dezenas de milhares de pessoas todos os anos: a maioria é jovem, a maioria morre desnecessariamente e muitas estão entre as mais criativas e talentosas que temos enquanto sociedade.

Os chineses acreditam que, antes de conquistar uma fera, é preciso primeiro deixá-la bonita. De alguma forma estranha, tentei fazer isso com o transtorno maníaco-depressivo, que tem sido um inimigo e companheiro fascinante, embora mortal. Descobri que é algo sedutor e complicado, um destilado do que há de melhor e do que há de mais perigoso na nossa natureza. Para enfrentá-lo, primeiro tive de conhecê-lo em todos os seus humores e infinitos disfarces, compreender seus poderes reais e imaginários. Como minha doença parecia a princípio uma simples extensão de mim mesma — ou seja, de meus humores, energias e entusiasmos normalmente inconstantes —, é possível que algumas vezes eu tenha aberto espaço demais. E, por achar que deveria ser capaz de lidar sozinha com minhas oscilações de humor cada vez mais violentas, durante os primeiros dez anos não procurei nenhum tipo de tratamento. Mesmo depois que minha condição se tornou uma emergência médica, continuei resistindo intermitentemente aos medicamentos que minha formação e experiência em pesquisa clínica me diziam ser a única maneira sensata de lidar com minha doença.

Minhas manias, ao menos em suas formas iniciais e mais brandas, eram estados absolutamente inebriantes que resultavam num grande prazer pessoal, em um fluxo incomparável de pensamentos e numa energia incessante que permitia a tradução de novas ideias em artigos e projetos. Os medicamentos não só eliminavam esses períodos de fluxo acelerado e voos mais altos, como também causavam efeitos colaterais que pareciam intoleráveis. Levei muito tempo para perceber que os anos e relacionamentos perdidos não podem ser recuperados, que os danos causados a si mesmo e aos outros nem sempre podem ser corrigidos e que recusar o controle imposto pela medicação perde o sentido quando as únicas alternativas são a morte e a insanidade.

A guerra que travei contra mim mesma não é incomum. O principal problema clínico no tratamento do transtorno maníaco-depressivo não é a inexistência de medicamentos eficazes — eles existem —, e sim a frequência com que os pacientes se recusam a tomá-los. Pior ainda, por desinformação, falta de aconselhamento médico, estigma ou medo de represálias pessoais e profissionais, eles não procuram nenhum tratamento. A depressão maníaca distorce os humores e pensamentos, incita comportamentos terríveis, destrói a base do pensamento racional e muitas vezes corrói o desejo e a vontade de viver. É uma doença de origem biológica, mas que parece psicológica ao ser vivenciada; uma doença única em propiciar vantagens e prazeres, mas que traz em seu rastro um sofrimento quase insuportável e, não raramente, o suicídio.

Tive a sorte de não ter morrido da minha doença, de ter usufruído dos melhores cuidados médicos disponíveis e de ter os amigos, colegas e familiares que tenho. Por essa razão, tenho tentado da melhor maneira possível usar minhas experiências com a doença para municiar minhas pesquisas, meu ensino, minha prática clínica e meu trabalho como ativista. Escrevendo e lecionando, tenho a esperança de persuadir meus colegas do cerne paradoxal dessa doença volátil que tanto pode matar como criar; e, ao lado de muitos outros, tentar mudar as atitudes públicas em relação a doenças psiquiátricas em geral e ao transtorno maníaco-depressivo em particular. Às vezes tem sido difícil entrelaçar a disciplina científica do meu campo intelectual com as realidades mais convincentes de minhas próprias experiências emocionais. No entanto, foi a partir dessa ligação da emoção pura com o olhar mais distanciado da ciência clínica que acredito ter conseguido a liberdade de viver o tipo de vida que desejo e as experiências humanas necessárias para tentar fazer alguma coisa em termos de consciência pública e prática clínica.

Tive muitas reservas em escrever um livro que detalha tão explicitamente meus ataques de mania, depressão e psicose, bem como meus problemas em reconhecer a necessidade de uma medicação de uso contínuo. Por razões óbvias de licenciamento e prerrogativas hospitalares, os médicos têm relutado em tornar os próprios problemas psiquiátricos conhecidos por outras pessoas. É uma preocupação normal e justificável. Não tenho ideia de quais serão os efeitos de longo prazo na minha vida pessoal e profissional de discutir essas questões tão abertamente, mas, sejam quais forem as consequências, deve ser melhor do que continuar calada. Estou cansada de me esconder, cansada de energias emaranhadas e mal utilizadas, cansada da hipocrisia e cansada de agir como se tivesse algo a esconder. Todos somos quem somos, e a desonestidade de se esconder atrás de um diploma, um título ou qualquer enunciado de palavras continua sendo exatamente o que é: uma desonestidade. Necessária, talvez, porém desonesta. Continuo preocupada com a minha decisão de tornar pública a minha doença, mas uma das vantagens de sofrer de transtorno maníaco-depressivo por mais de trinta anos é o de muito pouca coisa parecer intransponível. Podemos sentir medo ao atravessar a ponte de São Francisco em meio a uma tempestade no Chesapeake, mas não há como voltar atrás. Sempre me sinto mais consolada ao relembrar a pergunta essencial de Robert Lowell: *Mas por que não dizer o que aconteceu?*

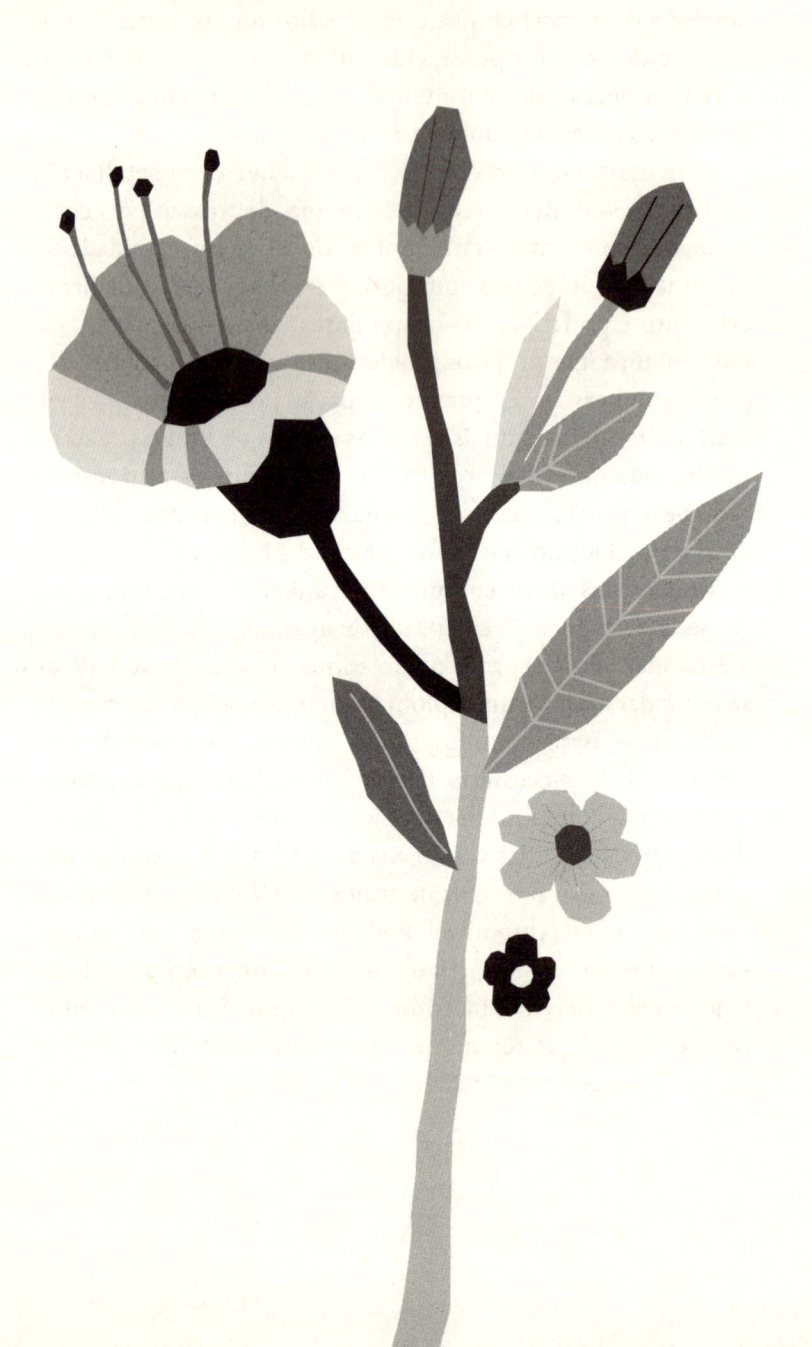

ALÉM DO AZUL REVOLTO

Parte Um

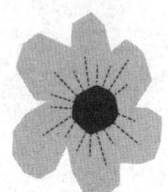

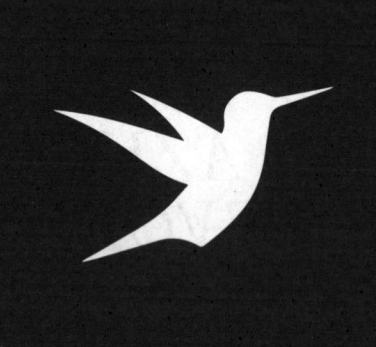

Rumo ao sol

Estava com a cabeça para trás, com uma trança entre os dentes, ouvindo um jato passando acima. O barulho era alto, mais do que o normal, o que significava que estava perto. Minha escola ficava perto da Base Aérea de Andrews, nos arredores de Washington; muitos de nós éramos filhos de pilotos, por isso o som era uma questão de rotina. Mas a rotina não diminuía a magia, e instintivamente ergui os olhos para acenar do parquinho. Sabia, é claro, que o piloto não podia me ver — sempre soube —, assim como sabia que, mesmo se pudesse me ver, o mais provável é que não fosse o meu pai. Mas era uma daquelas coisas que a gente faz, e, de qualquer forma, eu adorava qualquer e todo pretexto para olhar para o céu. Meu pai, oficial de carreira da Força Aérea, era, antes de tudo, cientista, e só secundariamente piloto. Mas adorava voar e, por ser meteorologista, sua mente e sua alma acabaram indo para o céu. Assim como meu pai, eu olhava muito mais para cima do que para fora.

Quando eu dizia ao meu pai que a Marinha e o Exército eram muito mais *antigos* do que a Força Aérea, tinham muito mais lendas e tradição, ele concordava: "Sim, é verdade, mas a Força Aérea é o *futuro*". Depois sempre acrescentava: "E... nós podemos voar". Essa declaração de fé às vezes era seguida por uma entusiasmada interpretação do hino da Força

Aérea, do qual alguns fragmentos permanecem comigo até hoje, aninhados, de forma um tanto improvável, com trechos de músicas natalinas, poemas antigos e partes do *Livro de Oração Comum*: todos em ótimo estado de espírito e com grande significado desde a infância, e ainda mantendo o poder de acelerar a pulsação.

Eu escutava e acreditava e, quando ouvia as palavras "lá vamos nós para além do azul revolto", achava que "além" e "revolto" estavam entre as palavras mais maravilhosas que já tinha ouvido; da mesma forma, sentia toda a euforia da frase "subindo alto, rumo ao sol" e sabia instintivamente que eu fazia parte daqueles que amavam a vastidão do céu.

O barulho do jato ficou mais alto, e de repente vi as outras crianças da minha classe da segunda série erguendo a cabeça. O avião estava voando muito baixo e passou bem perto de nós, quase caindo no parquinho. Ficamos ali parados e absolutamente apavorados, vendo o avião mergulhar nas árvores e explodir bem na nossa frente. Deu para sentir e ouvir a violência do horrendo impacto; que também podia ser vista na terrível e assustadora beleza das chamas que se seguiram. Em poucos minutos, mães começaram a se derramar no parquinho para dizer aos filhos que não era o pai deles; felizmente para mim, meu irmão e minha irmã também não era o nosso. Nos dias seguintes ficou claro, com a liberação da mensagem final para a torre de controle antes da própria morte, que o jovem piloto sabia que poderia se salvar saltando de paraquedas. Mas ele também sabia que, ao fazer isso, havia o risco de o avião desgovernado cair no parquinho e matar os que estavam lá.

O piloto se tornou um herói depois de morto, transformado em um ideal vívido e ardente e totalmente impossível do significado do conceito de dever. Era um ideal impossível, porém, ainda mais fascinante e assombroso por conta da própria impossibilidade. A lembrança daquela queda me voltou à memória muitas vezes ao longo dos anos, como um lembrete de como alguém pode aspirar e precisar de tais ideais, e da extrema dificuldade de estar à sua altura. Nunca mais olhei para o céu e vi apenas vastidão e beleza. A partir daquela tarde, percebi que a morte também estava sempre lá.

Embora nos mudássemos muito, como todas as famílias de militares — meu irmão mais velho, minha irmã e eu fizemos a quinta série em quatro escolas diferentes, e moramos na Flórida, em Porto Rico, na Califórnia, em Tóquio e duas vezes em Washington —, nossos pais, especialmente minha mãe, mantinham a vida mais segura, aconchegante e normal possível. Meu irmão era o mais velho e o mais estável dos três filhos e meu aliado fiel, apesar da diferença de três anos de idade. Foi o meu ídolo na infância, e muitas vezes eu o seguia, tentando ser o mais discreta possível, quando ele e os amigos iam jogar beisebol ou passear pela vizinhança. Era inteligente, bonito e autoconfiante, e sempre senti um pouco de proteção extra quando ele estava por perto. Meu relacionamento com minha irmã, que era só treze meses mais velha do que eu, foi mais complicado. Era a mais bonita da família, com cabelos escuros e olhos maravilhosos, que desde o início se mostraram quase pesarosamente cientes de tudo ao redor. Tinha um jeito carismático, um temperamento indomável, estados de espírito muito sombrios e passageiros e pouca tolerância com o estilo de vida militar conservador que sentia aprisionar todos nós. Vivia a própria vida, desafiadora, e subvertia a ordem estabelecida quando e onde pudesse. Detestava a escola e, quando morávamos em Washington, costumava cabular as aulas para ir ao Instituto Smithsonian, ao Museu Médico do Exército ou só para tomar cerveja e fumar com os amigos.

Tinha certa implicância comigo, me via como "a favorita", como dizia zombeteiramente — uma irmã que fazia amigos e as lições de casa com muita facilidade, que passava pela vida sem esforço, protegida da realidade por uma visão absurdamente otimista das pessoas e da vida. Imprensada entre meu irmão — um atleta nato que parecia nunca ter notas menos do que perfeitas na faculdade e nos exames de graduação — e eu, que adorava a escola e me envolvia intensamente em esportes, com amigos e as atividades escolares, ela se destacava como o membro da família que resistia e se rebelava contra o que considerava um mundo rígido e difícil. Detestava a vida militar, odiava as mudanças constantes e a necessidade de fazer novos amigos e achava que os bons modos da família eram uma hipocrisia.

Talvez porque minhas próprias violentas lutas contra humores sombrios não tenham surgido até eu ficar mais velha, tive mais tempo para habitar um mundo mais benigno, menos ameaçador e, na verdade para mim, um mundo maravilhoso e de grandes aventuras. Esse mundo, acho eu, minha irmã nunca conheceu. Os longos e importantes anos da infância e do início da adolescência foram, na maior parte, muito felizes para mim, proporcionando-me uma base sólida de afeto, amizade e confiança. Foram um amuleto muito forte, uma força intensa e positiva que compensaria a infelicidade futura. Minha irmã não viveu esses anos, nem teve esses amuletos. Talvez não deva surpreender que quando eu e ela tivemos de lidar com nossos respectivos demônios, minha irmã tenha visto a escuridão como sendo parte de si mesma, da família, do mundo. Já para mim foi algo estranho; por mais que se alojasse na minha mente e na minha alma, a escuridão quase sempre parecia uma força externa em guerra com o meu eu natural.

Minha irmã, assim como meu pai, podia ser tremendamente encantadora: revigorante, original e arrasadoramente espirituosa, e também foi abençoada com um extraordinário senso de design estético. Não era uma pessoa fácil ou inabalável, e à medida que foi crescendo, seus problemas também cresceram, mas ela tinha uma alma e uma imaginação enormes.

Também era capaz de magoar e mexer com os nervos de qualquer um até ultrapassar os limites do razoável. Ainda assim, sempre me senti um pouco como uma pá de terra que abafava o fogo e as chamas da minha irmã.

De sua parte, quando se envolvia, meu pai se envolvia magicamente: efervescente, engraçado, curioso sobre quase tudo e capaz de descrever com deleite e originalidade as belezas e fenômenos do mundo natural. Um floco de neve nunca era apenas um floco de neve, tampouco uma nuvem era só uma nuvem. Eles se tornavam eventos e personagens, partes de um universo animado e estranhamente ordenado. Quando os tempos eram bons e o humor dele estava em alta, seu entusiasmo contagiante afetava tudo. A casa se enchia de música, surgiam joias novas e maravilhosas — um anel de selenita, uma delicada pulseira de rubis cabochões, um pingente com uma pedra verde-mar furta-cor incrustada numa espiral de ouro — e todos nós ficávamos em modo de escuta, pois sabíamos que logo iríamos ouvir muito sobre qualquer novo entusiasmo que o tivesse dominado. Às vezes, era um discurso baseado na convicção apaixonada de que o futuro e a salvação do mundo estavam nos moinhos de vento; às vezes, era que seus três filhos *precisavam* ter aulas de russo, porque a poesia russa era inefavelmente bela no original.

Certa vez, meu pai leu que George Bernard Shaw tinha deixado dinheiro no testamento para desenvolver um alfabeto fonético e que havia especificado que *Androcles e o Leão* deveria ser a primeira de suas peças a ser traduzida. Depois disso, todos recebemos vários exemplares de *Androcles,* assim como qualquer um que cruzasse o caminho dele. Aliás, correu um boato na família de que ele tinha comprado e distribuído quase cem livros. Havia uma magia contagiante em sua expansividade, que eu adorava, e ainda sorrio quando me lembro de meu pai lendo em voz alta sobre *Androcles* tratando da pata ferida do leão, dos soldados cantando "Joguem-nos aos leões" com a melodia de

"Avante, Soldados Cristãos", e as observações editoriais intercaladas de meu pai sobre a importância vital — enfatizando ao máximo o *quanto* era vital — dos idiomas fonéticos e internacionais. Até hoje, tenho uma grande abelha de cerâmica no meu consultório, e ela também me faz rir quando me lembro do meu pai enchendo a abelha de mel até a borda e a fazendo voar executando manobras como os jatos, que incluíam, de preferência e apropriadamente, o desenho de um trevo. Claro que, quando a abelha virava de cabeça para baixo durante o voo, o mel derramava na mesa da cozinha, fazendo minha mãe dizer: "Marshall, você precisa *mesmo* fazer isso? Você está dando mau exemplo para as crianças". Nós ríamos contentes, garantindo assim mais alguns minutos de voo da abelha.

Era realmente encantador, como ter Mary Poppins como pai. Anos depois, ele me deu uma pulseira com a frase de Michael Faraday inscrita no prédio de física da UCLA: "Nada é maravilhoso demais para ser verdade". Desnecessário dizer que Faraday teve diversos colapsos nervosos e que a citação é claramente falsa, mas o pensamento e o humor são adoráveis, assim como meu pai podia ser em seus melhores momentos. Minha mãe disse muitas vezes que sempre sentiu que estivesse à sombra da inteligência, do charme, da intensidade e da imaginação do meu pai. Sua observação de que ele era um Flautista de Hamelin com filhos claramente se confirmava por seu efeito carismático sobre meus amigos e as outras crianças em qualquer bairro em que morássemos. Minha mãe, porém, era sempre aquela com quem meus amigos queriam se sentar e conversar: nós brincávamos com o meu pai; mas conversávamos com a minha mãe.

Minha mãe, que tem uma convicção absoluta de que o importante não são as cartas que recebemos na vida, e sim como as jogamos, é, de longe, a carta mais alta que eu recebi. Delicada, justa e generosa, com o tipo de autoconfiança que vem de ter sido criada por pais que não apenas a amavam muito e bem, como também eram pessoas delicadas, justas e generosas. Meu avô, que morreu antes de eu nascer, era professor universitário e físico por formação. Segundo todos os relatos, era um homem espirituoso, além de extremamente prestativo com alunos e colegas. Minha avó, que eu conheci bem, era uma mulher afetiva e carinhosa que, como minha mãe, tinha um interesse profundo e genuíno pelas pessoas; isso, por sua vez, traduzia-se numa tremenda capacidade de fazer amizades e uma notável habilidade de deixar todo mundo à vontade. As pessoas sempre a procuravam em primeiro lugar, como acontecia com minha mãe, e a falta de tempo ou uma agenda lotada nunca foram desculpa para se mostrar indiferente ou indisponível.

Ela não era de forma alguma uma intelectual; ao contrário do meu avô, que passava o tempo lendo e relendo Shakespeare e Twain, ela preferia participar de clubes. Muito querida e organizadora inata, era infalivelmente eleita presidente de qualquer grupo com que se envolvesse. Era desconcertantemente conservadora em muitos aspectos — republicana, uma Filha da Revolução Americana e muito chegada a reuniões de direita, que causavam apoplexia no meu pai —, mas uma mulher generosa e resoluta, que usava vestidos estampados floridos, lixava as unhas, sabia como pôr uma mesa perfeitamente e sempre cheirava a sabonetes florais. Incapaz de um gesto indelicado e uma avó maravilhosa.

Minha mãe — alta, magra e bonita — foi uma estudante popular, tanto no colégio como na faculdade. As fotos nos álbuns dela mostram uma jovem obviamente feliz, em geral rodeada de amigos, jogando tênis, nadando, praticando esgrima, cavalgando, envolvida em atividades estudantis ou parecendo uma garota das ilustrações de Charles Gibson ao lado de uma série de namorados bonitos. As fotos capturam a inocência extraordinária de uma época e de um mundo diferentes, mas eram uma época e um mundo em que minha mãe parecia muito confortável. Não havia laivos agourentos, nenhuma expressão pensativa ou melancólica, nada que indicasse alguma instabilidade ou escuridão interior. Sua convicção de que era sempre possível dispor de certa previsibilidade devia ter raízes na absoluta normalidade das pessoas e eventos retratados naquelas fotos, bem como nas gerações anteriores de seus antepassados, sempre confiáveis, estáveis, honrados e expeditos.

Porém, mesmo séculos dessa aparente estabilidade nos genes só conseguiram preparar parcialmente minha mãe para toda a turbulência e as dificuldades que enfrentaria quando saísse da casa dos pais para começar a própria família. Mas foi precisamente essa firmeza perseverante da minha mãe, a fé em levar as coisas até o fim e a grande capacidade de amar e aprender, ouvir e mudar, que ajudaram a me manter viva ao longo de todos os anos de dor e pesadelo que estavam por vir. Ela não poderia saber como seria difícil lidar com o transtorno; não estava preparada para o que fazer com as crises — nenhum de nós estava —, mas, coerente com sua capacidade de amar e sua força de vontade natural, conseguiu lidar com isso com empatia e inteligência. Nunca chegou a pensar em desistir.

Tanto minha mãe como meu pai estimularam muito meu interesse em escrever poesia e peças teatrais escolares, bem como pela ciência e medicina. Nenhum deles tentou limitar os meus sonhos, e os dois tiveram o bom senso e a sensibilidade de saber diferenciar entre uma fase pela qual eu estava passando e compromissos mais sérios. Mesmo minhas fases, aliás, foram na maior parte toleradas com gentileza e imaginação. Sendo particularmente dada a paixões fortes e absolutas, eu me convenci ferrenhamente de que precisávamos ter um bicho-preguiça como animal de estimação em dado momento. Minha mãe, já pressionada ao máximo ao me deixar ter cachorros, gatos, passarinhos, peixes, tartarugas, lagartos, sapos e ratos, não ficou nada entusiasmada. Meu pai me convenceu a organizar um fichário científico e literário detalhado sobre as preguiças.

Sugeriu que, além de fornecer informações práticas sobre necessidades alimentares, espaço vital e requisitos veterinários, eu também escrevesse uma série de poemas sobre preguiças e ensaios sobre o que elas significavam para mim, projetasse um habitat para elas que funcionasse na nossa casa na época e elaborasse observações minuciosas do comportamento desses animais no zoológico; se eu fizesse tudo isso, explicou, meus pais pensariam em arranjar uma preguiça para mim.

O que os dois sabiam, tenho certeza, é que eu estava simplesmente apaixonada pela ideia de uma ideia estranha e que já me contentaria se tivesse outra forma de expressar meu entusiasmo. Eles estavam certos, é claro, e isso só chegou até ir, de fato, ver as preguiças no Zoológico Nacional. Se há algo mais entediante do que ficar olhando para uma preguiça — além de jogar críquete, talvez, ou das reuniões da Comissão Orçamental da Câmara —, eu ainda não descobri. Nunca fiquei tão grata por voltar ao mundo prosaico da minha cadela que, em comparação, parecia newtoniana em sua complexidade.

Meu interesse pela medicina, porém, foi duradouro, e meus pais me incentivaram o máximo possível. Quando eu tinha cerca de 12 anos, eles me compraram instrumentos de dissecação, um microscópio e o livro *Gray's Anatomy* [Anatomia de Gray]; o livro se revelou tremendamente complicado, mas me deu uma noção do que eu imaginava ser a verdadeira medicina. A mesa de pingue-pongue no nosso porão era o meu laboratório, no qual passava tardes intermináveis dissecando sapos, peixes, minhocas e tartarugas; só quando subi na escala evolucionária na minha escolha de assuntos eu ganhei um feto de porco — mas o focinho e os bigodinhos perfeitos acabaram me deixando abalada — e abandonei o mundo da dissecação. Os médicos do hospital da Base Aérea de Andrews, onde me ofereci como voluntária como auxiliar de enfermagem nos fins de semana, deram-me bisturis, hemostáticos e, entre outras coisas, frascos de sangue para um de meus muitos experimentos caseiros. Muito mais importante, eles levaram o meu interesse muito a sério. Nunca tentaram desencorajar meu desejo de ser médica, mesmo numa época em que o pensamento comum era: se for mulher, seja enfermeira. Eles me levavam em rondas e me deixavam observar e até mesmo ajudar em pequenos procedimentos cirúrgicos. Eu prestava a maior atenção quando eles tiravam pontos, trocavam curativos e faziam punções lombares. Segurava os instrumentos, examinava os ferimentos e, em uma ocasião, cheguei a tirar os pontos da incisão abdominal de um paciente.

Eu chegava ao hospital cedo e saía tarde, levando livros e perguntas comigo. Como seria se eu estudasse medicina? Fazer partos? Estar próxima da morte? Devo ter sido especialmente convincente sobre este último ponto, pois um dos médicos me deixou ajudar numa parte de uma autópsia, o que foi extraordinário e horripilante. Fiquei ao lado da mesa de aço de autópsia, fazendo de tudo para não olhar para o corpo nu e pequeno da criança, mas incapaz de deixar de fazer isso. O cheiro na sala era torpe e impregnante, e por um longo tempo só o som da água corrente e a rapidez das mãos do patologista conseguiram me distrair. Por fim, para continuar vendo o que eu estava vendo, retomei uma atitude mais cerebral e curiosa, fazendo uma pergunta atrás da outra, emendando uma resposta com outra pergunta. Por que o patologista fazia os cortes que fazia? Por que usava luvas? Para onde iam todos os órgãos do corpo? Por que alguns órgãos eram pesados e outros não?

De início, foi uma maneira de evitar o horror do que se passava diante de mim; depois de um tempo, porém, a curiosidade se tornou uma força de atração em si. Concentrei-me nas perguntas e parei de olhar para o cadáver. Como já havia acontecido milhares de vezes, minha curiosidade e meu temperamento me levaram a lugares que eu não podia encarar emocionalmente, mas a mesma curiosidade e o lado científico da minha mente geravam o distanciamento e a estrutura que me permitiam administrar, defletir, refletir e seguir em frente.

Quando eu tinha 15 anos, fui com minhas colegas voluntárias fazer uma visita ao St. Elizabeths, o hospital psiquiátrico federal no distrito de Columbia. À sua maneira, foi uma experiência muito mais apavorante do que assistir à autópsia. Todas estávamos nervosas no ônibus a caminho do hospital, dando risadinhas e fazendo piadinhas terrivelmente insensíveis, numa vã tentativa de aliviar as nossas aflições em relação ao desconhecido e ao que imaginávamos ser o mundo dos loucos. Acho que sentíamos medo da estranheza, da possibilidade de violência e de como seria ver alguém totalmente fora de controle. "Você vai acabar no St. Elizabeths" era uma das nossas provocações infantis e, apesar de não haver nenhuma razão óbvia para acreditar que eu não fosse ao menos razoavelmente sã, medos irracionais começaram a pulular na minha cabeça. Afinal, eu tinha um gênio terrível, que, embora raramente se manifestasse, quando se manifestava, deixava-me assustada e a qualquer um que estivesse perto do epicentro. Era o único vazamento, apesar de preocupante, na embalagem a vácuo do meu comportamento normal. Só Deus sabia o que se passava por trás da autodisciplina férrea e do controle emocional resultantes da minha criação. Mas as rachaduras estavam lá, eu sabia, e elas me assustavam.

O hospital em si não era absolutamente o lugar funesto que eu imaginava ser: o terreno era enorme, muito bonito, cheio de árvores antigas e magníficas; em alguns pontos com vistas extraordinárias da cidade e seus rios, e o lindo edifício de antes da guerra transmitia a graça sulista que já fora uma parte tão integrante de Washington. Entrar nas premissas, contudo, eliminou a ilusão criada pela arquitetura e paisagem delicada. Lá estava, de imediato, a terrível realidade dos suspiros e sons e cheiros da insanidade. No Andrews eu estava acostumada a ver um número relativamente grande de enfermeiras nas alas clínicas e cirúrgicas, mas a enfermeira-chefe que nos conduziu pelas dependências explicou que no

St. Elizabeths havia noventa pacientes para cada atendente de psiquiatria. Fascinada pela ideia de uma pessoa conseguir controlar tantos pacientes potencialmente violentos, perguntei como os funcionários se protegiam. Ela disse que havia drogas que podiam controlar a maioria dos pacientes, mas que, de vez em quando, era necessário "um jato de mangueira". *"Um jato de mangueira?!"* Como alguém poderia ficar tão fora de controle a ponto de precisar de um método de restrição tão brutal? Foi uma coisa que não consegui tirar da cabeça.

Muito pior, contudo, foi entrar na sala de convivência de uma das alas femininas, onde fiquei imobilizada, olhando ao redor para aqueles trajes bizarros, os maneirismos esquisitos, os passos agitados, as risadas estranhas e os ocasionais gritos de cortar o coração. Uma das mulheres parecia uma cegonha, com uma perna levantada; riu sozinha o tempo todo que estive lá. Outra paciente, que já devia ter sido muito bonita, estava de pé no meio da sala falando sozinha e trançando e destrançando os cabelos compridos e avermelhados. O tempo todo, seguia com olhos rápidos os movimentos de qualquer um que tentasse se aproximar. De início, fiquei com medo dela, mas também me senti intrigada, de alguma forma até fascinada. Andei devagar em sua direção. Finalmente, depois de ficar parada alguns minutos a poucos metros de distância, criei coragem para perguntar por que ela estava no hospital. Naquele momento percebi pelo canto dos olhos que todas as outras voluntárias estavam amontoadas, falando entre si, no canto mais afastado da sala. Resolvi me manter firme, pois minha curiosidade tinha aberto caminhos pelos meus temores.

A paciente, enquanto isso, ficou olhando através de mim por um longo tempo. Em seguida, virou de lado para não olhar diretamente para mim e explicou por que estava no St. Elizabeths. Disse que os pais tinham posto uma máquina de fliperama na cabeça dela quando tinha 5 anos. As bolas vermelhas diziam quando ela devia rir; as azuis, quando devia ficar em silêncio e longe dos outros; as bolas verdes diziam que ela deveria começar a multiplicar por três. Vez ou outra, uma bola prateada passava entre os pinos da máquina. A essa altura ela virou a cabeça e olhou para mim; imaginei que para verificar se eu ainda estava ouvindo. Claro que eu estava. Como poderia não estar? A coisa toda era bizarra, mas fascinante. Perguntei o que a bola prateada significava. Ela olhou para mim atentamente e em seguida tudo morreu nos seus olhos. Ficou olhando para o espaço, aprisionada em algum mundo interior. Nunca soube qual o significado da bola prateada.

Apesar de fascinada, eu senti principalmente medo da estranheza das pacientes, assim como o perceptível nível de terror dentro da sala; ainda mais forte do que o terror, porém, eram as expressões de dor nos olhos das mulheres. Alguma parte de mim instintivamente aflorou e entendeu aquela dor de uma forma singular, sem imaginar que um dia eu olharia no espelho e veria a tristeza e a insanidade daquelas mulheres nos meus próprios olhos.

Durante toda a minha adolescência, tive a sorte de ser incentivada a seguir meus interesses científicos, não só por meus pais e pelos médicos do Andrews, como também por muitos amigos dos meus pais. As famílias do Serviço Climático Aéreo costumavam ser alojadas nas mesmas bases militares, e uma dessas famílias morou com a nossa em várias missões e ficou especialmente próxima de nós. Organizávamos piqueniques juntas, tirávamos férias juntas, tínhamos as mesmas babás e íamos em turmas de dez a cinemas, jantares e festas no Clube dos Oficiais. Quando crianças, eu, meu irmão e minha irmã brincávamos de esconde-esconde com os três filhos deles; e, quando crescemos, passamos a assistir a partidas de softball, tomar aulas de dança, ir a festas inocentes, ir a festas mais agitadas e depois inevitavelmente crescemos e seguimos caminhos diferentes. Mas, quando crianças, éramos quase inseparáveis em Washington, Tóquio e depois quando voltamos a Washington. A mãe da família — uma católica irlandesa ruiva, calorosa e engraçada, brava e independente — criou um segundo lar para mim, e eu entrava e saía da casa deles como se fosse a nossa, ficando o tempo que quisesse, sentindo cheiro de torta e biscoitos, desfrutando do afeto e das risadas e das horas de conversa. Ela e minha mãe eram, e na verdade ainda são, melhores amigas, e eu sempre consegui me sentir parte de sua prole ampliada. Ela era enfermeira e ouvia atentamente quando eu discorria longamente sobre meus grandes planos de estudar medicina, escrever e pesquisar. De vez em quando, interrompia com um "sim, sim, isso é muito interessante", "claro que você consegue" ou "você já pensou em...?". Nunca, mas nunca mesmo ouvi um "acho que isso não é muito realizável" ou "por que você não espera para ver o que vai acontecer?".

O marido dela, um matemático e meteorologista, agia de forma bem semelhante. Sempre perguntando qual era o meu projeto mais recente, o que eu estava lendo ou que tipo de animal estava dissecando e por quê. Falava muito seriamente comigo sobre ciência e medicina e me incentivava a ir o mais longe possível com meus planos e sonhos. Assim como meu pai, era apaixonado por ciência natural e argumentava longamente como a física, a filosofia e a matemática eram, cada uma a seu modo, amantes ciumentas que exigiam paixão e atenção absolutas. Só agora, olhando para trás — após a frustrante experiência mais tarde na vida quando me disseram que eu precisava diminuir minhas expectativas ou conter meus entusiasmos — é que reconheço bem melhor a seriedade com que minhas ideias eram consideradas pelos meus pais e amigos deles; e só agora começo realmente a entender o quanto foi importante para minha vida intelectual e emocional meus pensamentos e entusiasmos não só terem sido respeitados, como também ativamente encorajados. Um temperamento ardente nos torna muito vulneráveis a assassinos de sonhos, e tive mais sorte do que percebia ao ser criada entre entusiastas, e apreciadores de entusiastas.

Então eu era quase totalmente feliz: tinha grandes amigos, uma vida cheia e ativa de natação, cavalgadas, softball, festas, namorados, verões em Chesapeake e todos os outros começos de vida. Porém, no meio de tudo isso, havia um gradual despertar para a realidade do que significava ser uma garota intensa, instável sob certos aspectos, em um mundo militar e extremamente tradicional. Independência, temperamento e mocidade eram uma mistura muito difícil no estranho mundo das debutantes. A Festa de Debutantes da Marinha era a ocasião em que as filhas dos oficiais deveriam aprender as minúcias dos bons modos, dançar de luvas e outras irrealidades da vida. Era também a oportunidade em que as crianças deviam aprender, se os 14 ou 15 anos anteriores já não tivessem deixado dolorosamente claro, que generais são superiores a coronéis, que, por sua vez, são superiores a majores e a capitão e tenentes, e todos eles, mas todos mesmo, eram superiores às crianças. Na hierarquia das crianças, os meninos eram sempre superiores às meninas.

Uma das maneiras de incutir essa hierarquia social particularmente irritante era ensinar às garotas a ridícula arte da mesura. Já é difícil imaginar que qualquer um em seu juízo normal pudesse considerar a mesura uma coisa sequer vagamente tolerável de se fazer. Mas ter sido beneficiada por uma educação liberal de um pai com fortes pontos de vista e comportamentos não conformistas tornava inacreditável desejarem que eu fizesse isso. Via a fila de garotas de saias rodadas e farfalhantes na minha frente e observava cada uma delas fazendo uma perfeita mesura. Bovinas, pensava, um rebanho. Daí chegou a minha vez. Alguma coisa dentro de mim transbordou de fervura. Já era demais ver aquelas garotas aquiescerem ao que pediam a elas; muito mais irritante era ver as garotas obedecendo aqueles ritos de submissão de bom grado. Eu me recusei. Uma coisa insignificante, talvez, em qualquer outro mundo, mas no mundo dos costumes e protocolos militares — em que símbolos e obediência eram tudo e no qual o mau comportamento de uma criança podia prejudicar as chances de promoção do pai — se tornou uma declaração de guerra. Recusar-se a obedecer a um adulto, por mais absurdo que fosse o pedido, simplesmente não era a coisa certa a fazer. A srta. Courtnay, nossa professora de dança, deu-me uma olhada. Eu me recusei mais uma vez. Ela disse que com certeza o coronel Jamison ficaria muito irritado com aquilo. Respondi que tinha certeza de que o coronel Jamison não dava a mínima. Eu estava enganada. Acontece que o coronel Jamison se incomodou. Por mais que considerasse ridículo ensinar as garotas a fazer mesura para os oficiais e suas mulheres, o que o incomodou mais foi o fato de eu ter sido indelicada com alguém. Pedi desculpas, então eu e ele fizemos um acordo quanto à mesura, que se resumiria a dobrar os joelhos e inclinar o corpo o mínimo possível. Era um gesto muito aprimorado e uma das típicas soluções criativas do meu pai diante de uma situação intrinsecamente constrangedora.

Eu não gostava de me curvar, mas adorava a elegância dos vestidos, a música, a dança e a beleza das noites de debutantes. Por mais que prezasse minha independência, eu estava aprendendo que também sempre me sentiria atraída pelo mundo da tradição. Havia uma maravilhosa sensação de segurança em morar dentro do mundo cercado de muralhas dos militares. As expectativas eram claras e as desculpas eram poucas; era uma sociedade que realmente acreditava no jogo limpo, em honra, na coragem física e na disposição de morrer pela pátria. É verdade que participar daquele mundo exigia certa lealdade cega, mas que tolerava, porque precisava tolerar, muitos jovens intensos e quixotescos dispostos a correr espantosos riscos de morte. E tolerava, porque precisava tolerar, até um grupo menos socialmente disciplinado de cientistas, muitos deles meteorologistas, dos quais a maioria adorava o céu tanto quanto os pilotos. Era uma sociedade construída em torno de uma tensão entre o romântico e a disciplina: um mundo complicado de entusiasmo, anulação, vida acelerada e morte súbita; e proporcionava uma janela ao passado, para como a vida devia ter sido no século xix, no seu melhor e no pior: civilizada, graciosa, elitista e particularmente intolerante com a fraqueza pessoal. A disposição para sacrificar os próprios desejos era tácita; autocontrole e restrição eram pressupostos.

Uma vez minha mãe me contou sobre um chá a que ela compareceu na casa do oficial comandante do meu pai. A esposa do oficial comandante era, assim como as mulheres que havia convidado para o chá, casada com um piloto. Parte de seu papel era conversar com as jovens esposas sobre tudo relacionado à etiqueta, desde a maneira adequada de organizar um jantar para convidados à participação em atividades comunitárias na base aérea. Depois de falar sobre esses assuntos por algum tempo, ela passou ao verdadeiro tema importante. Os pilotos, explicou, não deveriam nunca estar nervosos ou irritados quando voavam. Um estado de irritação poderia levar a um erro de julgamento ou a um lapso de concentração: acidentes de voo poderiam acontecer; pilotos poderiam morrer. Portanto, as mulheres dos pilotos não podiam jamais discutir com o marido antes de os homens levantarem voo. Compostura e contenção não eram apenas características desejáveis numa mulher, eram essenciais.

Como disse minha mãe depois, já era ruim ter de se preocupar cada vez que o marido subia num avião; agora diziam também que ela deveria se sentir responsável se o avião dele caísse. Nervosismo e descontentamento eram coisas que poderiam matar, por isso tinham de ser guardadas dentro de si mesma. Os militares, até mais do que o resto da sociedade, valorizam muito o bom comportamento, a delicadeza e o bom humor nas mulheres.

Se você tivesse me dito, naqueles tempos aparentemente descomplicados, de luvas brancas e chapéus de abas largas, que em dois anos eu seria uma psicótica que só queria morrer, eu teria dado risada, pensado um pouco e seguido em frente. Mas, principalmente, eu teria rido muito.

Então, em meio ao processo de me acostumar com aquelas mudanças e paradoxos, e pela primeira vez me sentindo firmemente enraizada em Washington, meu pai se exonerou da Força Aérea e foi trabalhar como cientista na Corporação Rand, na Califórnia. Isso aconteceu em 1961, eu tinha 15 anos, e tudo no meu mundo começou a desmoronar.

Meu primeiro dia no Colégio Pacific Palisades — para filhos de militares, o curso começava meses depois do início do ano letivo normal — me deu as pistas iniciais de que a vida iria ser terrivelmente diferente. Começou com o ritual e a ladainha costumeiras de mudança de escola — ou seja, ficar de pé na frente da sala de aula cheia de gente estranha e resumir a própria vida em três minutos agonizantes. Já era difícil fazer isso na frente de uma classe de filhos de militares, mas em frente a um grupo de alunos da Califórnia do Sul, saudáveis e blasés, foi absolutamente ridículo. Assim que disse que meu pai tinha sido oficial da Força Aérea, percebi que era como se tivesse falado que meu pai era um furão de patas pretas ou uma salamandra da Carolina. Houve um silêncio fúnebre. As únicas espécies parentais que eles reconheciam na Pacific Palisades eram os "da indústria" (isto é, da indústria cinematográfica), gente rica, advogados corporativos, homens de negócio ou médicos muito bem-sucedidos. Minha compreensão do termo "escola para civis" foi aguçada pelas risadas provocadas de imediato por meus "sim, senhora" e "não, senhor" para os professores.

Por um bom tempo me senti totalmente à deriva. Sentia uma saudade terrível de Washington. Tinha deixado meu namorado para trás, sem o qual me sentia desesperadamente infeliz; ele era loiro, de olhos azuis, engraçado, adorava dançar e quase não nos separamos nos meses que precederam minha mudança de Washington. Ele foi minha introdução à independência da minha família, e eu acreditava, como a maioria dos jovens de 15 anos, que nosso amor duraria para sempre. Também tinha deixado para trás uma vida cheia de bons amigos, proximidade familiar, grandes manifestações de afeição, risos e aconchego, tradições que eu conhecia e amava e uma cidade que era o meu lar. Mais importante, tinha deixado para trás um estilo de vida militar e conservador que me era familiar desde que me conhecia como gente. Eu tinha feito os cursos básico e elementar e a maior parte do ensino médio em escolas de bases da Força Aérea ou do Exército; as escolas em que estudei em Maryland, embora não se situassem realmente nas bases, eram frequentadas principalmente por filhos de militares, funcionários do governo federal ou famílias de diplomatas. Era um mundo pequeno, aconchegante, inofensivo e fechado. A Califórnia, ou ao menos a Pacific Palisades, pareceu-me muito fria e espalhafatosa. Perdi quase todos os meus ancoradouros e, apesar de aparentemente ter me ajustado logo a uma nova escola e feito novos amigos — duas coisas facilitadas por incontáveis mudanças de escola anteriores que, por sua vez, deram origem a um tipo de extroversão informal —, eu me sentia profundamente infeliz. Passava a maior parte do tempo em prantos ou escrevendo cartas para o meu namorado. Fiquei furiosa com meu pai por ter arranjado um emprego na Califórnia em vez de continuar em Washington e esperava ansiosamente por telefonemas ou cartas dos meus amigos. Em Washington eu era uma líder na escola e capitã de todas as minhas equipes; quase não havia competição entre os estudantes, e os deveres escolares eram tediosos, rotineiros e fáceis. A Pacific Palisades era algo totalmente distinto: os esportes eram diferentes, eu não conhecia nenhum, e demorou muito tempo para me restabelecer como atleta. Mais perturbador ainda, o nível de competição acadêmica era feroz. Fiquei para trás em todas as matérias que vinha estudando, e demorou uma eternidade para atingir o mesmo nível na escola; na verdade, acho que nunca consegui chegar a esse ponto. Por um lado, era estimulante estar entre tantos estudantes inteligentes e competitivos, mas, por outro, era uma coisa nova, humilhante e muito desestimulante. Não foi fácil ter de reconhecer minhas verdadeiras limitações de formação e capacidade. Porém, lentamente comecei a me adaptar à minha nova escola, diminuí um pouco a lacuna acadêmica e fiz novos amigos.

Por mais bizarro que me parecia aquele mundo, e eu a ele, na verdade comecei a gostar do seu jeito. Quando me recuperei do choque inicial, comecei considerar minhas experiências educacionais muito interessantes. Algumas delas até mesmo na sala de aula. Descobri que as conversas dos meus novos colegas de classe eram fascinantes. Todo mundo parecia ter pelo menos um, às vezes dois ou até três madrastas ou padrastos, dependendo do número de divórcios dos pais. Os recursos financeiros dos meus amigos eram de proporções astronômicas, e muitos tinham uma familiaridade com sexo suficientemente extensa para me proporcionar uma formação muito interessante. Meu novo namorado, que estava na faculdade, providenciou o resto. Ele estudava na UCLA, onde eu trabalhava como voluntária nos fins de semana no departamento de farmacologia. Também era tudo que eu achava que queria na época: mais velho, bonito, estudante de medicina, louco por mim, tinha carro e, assim como o meu primeiro namorado, adorava dançar. Nossa relação continuou enquanto eu fiz o ensino médio e, olhando em retrospecto, acho que foi tanto uma maneira de sair de casa e me afastar do turbilhão familiar como um envolvimento romântico sério.

Também aprendi o que era um Wasp [abreviatura em inglês de branco, anglo-saxão e protestante], que eu era uma Wasp e que ser uma Wasp, no melhor dos casos, era uma dádiva ambígua. Até onde conseguia entender, nunca tendo ouvido o termo antes de ir morar na Califórnia, ser uma Wasp significava ser retrógada, travada, rígida, sem senso de humor, fria, sem charme, insípida, não tão brilhante e inteligente, mas, apesar de tudo isso — e inexplicavelmente — ser invejada. Na época foi, e continua sendo, um conceito muito estranho para mim. De pronto, tudo isso contribuiu para certa fragmentação na escola. Um dos grupos, que ia à praia de dia e a festas à noite, tendia a ser Wasp; o outro, ligeiramente mais casual e cínico, tendia a ser mais intelectual. Eu entrava e saía dos dois mundos, quase sempre confortável em ambos, mas por razões muito diferentes. O mundo Wasp me proporcionava um vínculo tênue, porém importante, com o meu passado; o mundo intelectual, no entanto, tornou-se a parte que sustentava a minha existência e um forte alicerce para o meu futuro acadêmico.

O passado se tornou realmente o passado. O mundo confortável dos militares de Washington não existia mais: tudo tinha mudado. Meu irmão saiu de casa para fazer faculdade antes de nos mudarmos para a Califórnia, deixando um grande buraco na minha rede de segurança. Minha relação com a minha irmã, sempre difícil, tornou-se tumultuada na melhor das hipóteses, quase sempre antagônica e, o que era mais comum, simplesmente distante. Ela teve muito mais problemas do que eu para se adaptar à Califórnia, mas nós nunca falamos muito a respeito. Vivíamos vidas quase totalmente separadas e, apesar de toda a diferença que faria, poderíamos estar morando em casas diferentes. Meus pais, apesar de continuar vivendo juntos, eram essencialmente estranhos um para o outro. Minha mãe vivia ocupada lecionando, cuidando de todos nós e cursando uma faculdade; meu pai vivia envolvido com seu trabalho científico. Ainda era dado a acessos de entusiasmo e, nessas ocasiões, ele voava alto; quando isso acontecia o brilho e a alegria que gerava criavam um brilho, um aconchego e uma alegria que enchiam todos os cômodos da casa. Às vezes, ele navegava pela cúspide da razão, e suas ideias grandiosas começavam a ultrapassar os limites que a Rand poderia tolerar. Certa vez, por exemplo, ele bolou um esquema que atribuía pontos de QI a centenas de indivíduos, a maioria já falecida. O raciocínio era engenhoso, porém, idiossincrático e perturbador; também não tinha nada a ver com as pesquisas meteorológicas pelas quais era pago para conduzir.

A capacidade dele de divagar era acompanhada por humores mais lúgubres, e a escuridão das depressões preenchia o ar de forma tão ampla quanto a música em seus melhores períodos. Mais ou menos um ano depois de termos nos mudado para a Califórnia, os humores do meu pai começaram a ficar cada vez mais sombrios, e eu me sentia impotente para fazer alguma coisa a respeito. Ficava esperando e esperando pela volta das risadas, do bom humor e dos incríveis acessos de entusiasmo, mas, à parte algumas raras manifestações, eles deram lugar ao nervosismo, ao desespero e a um recolhimento emocional desolador. Depois de algum tempo, eu mal conseguia reconhecê-lo. Às vezes, ele ficava imobilizado pela depressão, incapaz de sair da cama, profundamente pessimista sobre todos os aspectos da própria vida e do futuro. Outras vezes, sua raiva e seus gritos me enchiam de terror. Eu nunca tinha visto meu pai — um homem delicado e de fala mansa — levantar a voz. Agora havia dias, e até semanas, em que eu tinha medo de aparecer para tomar o café da manhã ou até de voltar da escola. Ele também começou a beber muito, o que tornou tudo pior. Minha mãe ficou tão desconcertada e assustada quanto eu, e ambas cada vez mais buscávamos uma escapatória no trabalho e com amigos. Comecei a passar mais tempo do que o normal com minha cadela; ela tinha sido recolhida da rua quando morávamos em Washington, e nós duas íamos a toda parte juntas. Dormia na minha cama à noite e ficava horas ouvindo as histórias da minha aflição. Como a maioria dos cachorros, era boa ouvinte, e em muitas noites eu chorava até adormecer abraçada no pescoço dela. Ela, meu namorado e os meus amigos fizeram o possível para eu sobreviver ao turbilhão da minha vida doméstica.

Logo percebi que não só meu pai era dado a humores sombrios e caóticos. Quando eu tinha 16 ou 17 anos, ficou claro que minhas energias e meu entusiasmo podiam cansar as pessoas ao meu redor e, depois de muitas semanas voando alto e dormindo pouco, meus pensamentos se voltavam para o lado escuro e melancólico da vida. Meus dois amigos mais próximos, ambos homens — atraentes, cínicos e intensos — também tendiam um pouco ao lado mais escuro, e às vezes formávamos um trio perturbado, apesar de conseguir nos envolver com o lado mais normal e divertido da escola também. Aliás, nós todos éramos muito ativos em esportes e outras atividades extracurriculares. Embora vivêssemos nesse território mais prosaico da escola, éramos muito íntimos depois das aulas, dando risada, falando de assuntos muito sérios, bebendo, fumando, nos entretendo com jogos da verdade a noite toda e nos envolvendo em discussões apaixonadas sobre para onde nossa vida estava indo, os "comos" e porquês da morte, ouvindo Beethoven, Mozart e Schumann e debatendo vigorosamente as leituras melancólicas e existenciais — Hesse, Byron, Melville e Hardy — que estabelecemos para nós mesmos. Todos passamos pelo nosso caos sombrio honestamente: dois de nós, descobriríamos mais tarde, tinham membros próximos da família com transtorno maníaco-depressivo; a mãe do outro tinha se dado um tiro no coração. Vivenciamos juntos o começo da dor que cada um de nós conheceria mais tarde, sozinho. No meu caso, mais tarde seria mais cedo do que eu poderia desejar.

Estava no último ano do ensino médio quando tive meu primeiro surto de transtorno maníaco-depressivo; assim que o cerco começou, perdi a cabeça rapidamente. De início, tudo pareceu muito fácil. Eu corria como uma fuinha maluca, ebuliente de planos e entusiasmos, imersa em esportes e ficando acordada a noite toda, noite após noite, saindo com amigos, lendo tudo que pudesse retirar da biblioteca, enchendo cadernos de poemas e fragmentos de peças teatrais e fazendo grandes planos para o meu futuro, totalmente irrealistas. O mundo era cheio de prazeres e promessas; eu me sentia ótima. Não só ótima, eu me sentia *realmente* ótima. Sentia que podia fazer qualquer coisa, que nenhuma tarefa seria difícil. Meus pensamentos pareciam claros, fabulosamente concentrados e capazes de dar saltos matemáticos intuitivos que até aquele momento me fugiam. Naquela época, porém, não só tudo fazia total sentido, como começou a se encaixar de uma forma maravilhosa de relatividade cósmica. Minha sensação de encantamento com as leis do mundo natural me arrepiava, e eu até incomodava os meus amigos de tanto dizer o quanto tudo era maravilhoso. Eles estavam menos fascinados pelas minhas visões da teia de belezas do universo, ainda que bastante impressionados com o quanto era cansativo estar ao alcance das minhas tagarelices entusiastas: você está falando muito depressa, Kay. Mais devagar, Kay. Você está me cansando, Kay. Mais devagar, Kay. E, mesmo quando não chegavam a dizer isso, eu ainda podia ver nos olhos deles: pelo amor de Deus, Kay, desacelera.

Finalmente, eu desacelerei. Na verdade, estanquei de repente. Diferentemente dos episódios muito graves que aconteceram alguns anos depois e escalaram de forma violenta, psicótica e fora de controle, a primeira onda de mania suave teve um matiz leve e agradável da verdadeira mania; como centenas de subsequentes períodos de grande entusiasmo, foi passageiro e logo se incinerou: cansativo para os meus amigos, talvez; exaustivo e radiante para mim, sem dúvida; mas não tremendamente perturbador. Depois o chão se abriu sob os meus pés e a minha mente. Meu pensamento, longe de ser claro como um cristal, ficou tortuoso. Eu lia o mesmo trecho de um texto, uma vez atrás da outra, só para perceber que não me lembrava de nada do que havia lido. Cada livro ou poema que escolhia era a mesma coisa. Incompreensível. Nada fazia sentido. Não conseguia acompanhar o material exposto nas minhas aulas, ficava olhando pela janela sem fazer ideia do que estava acontecendo ao redor. Foi muito assustador.

Estava acostumada a ver minha mente como uma melhor amiga, de ter intermináveis conversas na minha cabeça; de usufruir de uma fonte inata de riso ou pensamento analítico para me resgatar de ambientes chatos ou incômodos. Dispunha tacitamente da acuidade, do interesse e da lealdade da minha mente. Agora, de repente, minha mente se voltava contra mim: zombava de mim por meu entusiasmo insosso; ria de todos os meus planos malucos; não achava mais nada interessante ou desfrutável ou valioso. Era incapaz de concentrar os pensamentos e volta e meia abordava o tema da morte: eu ia morrer, que diferença faria qualquer coisa? A passagem pela vida era curta e sem sentido, por que viver? Sentia-me totalmente exaurida e mal conseguia me arrastar da cama de manhã. Demorava duas vezes mais tempo do que o normal para ir a qualquer lugar, usava sempre as mesmas roupas, como se fosse um esforço enorme tomar uma decisão sobre o que vestir. Sentia terror de ter que conversar com os outros, evitava meus amigos sempre que possível e ficava na biblioteca da escola desde a manhã até a tarde, virtualmente inerte, com o coração morto e um cérebro frio como argila.

Todos os dias eu acordava extremamente cansada, um sentimento tão estranho ao meu eu natural quanto me sentir entediada ou indiferente à vida. Isso foi o que se seguiu.

Depois foi uma obsessão cinzenta e lúgubre com a morte, morrer, decair, que tudo que nascia morria, melhor morrer agora e evitar a dor da espera. Arrastava meu corpo e mente exauridos até o cemitério local, ruminando sobre o quanto cada um de seus habitantes tinha vivido antes do momento final. Sentava nos túmulos escrevendo poemas longos, tenebrosos, mórbidos, convencida de que meu cérebro e meu corpo estavam apodrecendo, que todo mundo sabia e ninguém dizia. Entrelaçados com a exaustão havia períodos de inquietação horríveis e frenéticos que nenhum percurso de corrida conseguia aliviar. Por várias semanas, bebia vodca com meu suco de laranja antes de sair para a escola de manhã e pensava obsessivamente em me matar. Foi só em virtude da minha capacidade de apresentar uma imagem tão distinta do que sentia que poucos notaram que eu estava diferente. Com certeza ninguém da minha família percebeu. Dois amigos ficaram preocupados, mas implorei que jurassem guardar o segredo quando pediram para falar com meus pais. Um professor notou, e o pai de um amigo me chamou de lado para perguntar se havia algo errado. Menti sem hesitar: eu estou bem, mas obrigada por perguntar.

Não faço ideia de como consegui me passar por normal na escola, a não ser pelo fato de os outros em geral estarem envolvidos com a própria vida e raramente perceberem o desespero dos outros se o desesperado faz algum esforço para disfarçar a dor. Eu não fazia apenas um esforço, e sim um enorme esforço para não ser notada. Sabia que alguma coisa estava terrivelmente errada, mas não fazia ideia do que era, e eu fui criada acreditando que é preciso guardar os problemas para si mesma. Em vista disso, acabou sendo surpreendentemente fácil manter meus amigos e a família a certa distância psicológica: "Para dizer a verdade", escreveu Hugo Wolf, "às vezes eu pareço estar alegre e de bom humor, também converso com os outros de forma bem razoável, e parece também que é assim que me sinto, Deus sabe o quanto, bem dentro da minha própria pele. Mas a alma mantém seu sono mortal e o coração sangra de mil ferimentos".

Era impossível me eximir de ferimentos tão terríveis na minha mente e no meu coração — o choque de ser incapaz de entender o que estava acontecendo ao meu redor, saber que meus pensamentos estavam totalmente fora do meu controle, a sensação de estar tão deprimida que só queria morrer — e se passaram muitos meses até os ferimentos sequer começarem a sarar. Olhando para trás, fico espantada de ter sobrevivido, de ter sobrevivido por mim mesma, e de fazer meu ensino médio envolvida numa vida tão complicada e numa morte tão palpável. Amadureci rapidamente durante esses meses, como se deve fazer quando se perde tanto de si mesma, com tanta proximidade da morte, e tão distante de qualquer refúgio.

Uma lição para a vida

Eu tinha 18 anos quando comecei relutantemente meu curso de graduação na Universidade da Califórnia, em Los Angeles. Não era onde eu queria estar. Durante anos guardei no fundo de minha caixa de joias um broche esmaltado em vermelho e dourado da Universidade de Chicago que meu pai tinha me dado de presente; uma delicada correntinha de ouro ligava as duas partes do broche, e eu achava aquilo absolutamente lindo; queria ganhar meu direito de usá-lo. Também queria estudar na Universidade de Chicago por sua reputação de ser tolerante com o inconformismo, para não dizer encorajadora, e porque meu pai e o pai da minha mãe, que era médico, tinham se formado lá. Mas era financeiramente inviável. O comportamento errático do meu pai custou o emprego dele na Rand. Assim, ao contrário da maioria dos meus amigos — que foram para Harvard, Stanford ou Yale —, eu me matriculei na Universidade da Califórnia. Fiquei amargamente desiludida; estava ansiosa para sair da Califórnia, viver por conta própria e estudar numa faculdade relativamente menor. No longo prazo, porém, a UCLA acabou sendo o melhor lugar possível para mim. A Universidade da Califórnia me proporcionou uma educação excelente, uma oportunidade de fazer pesquisas independentes e a base abrangente que talvez só uma grande universidade pode fornecer a um temperamento tempestuoso. Mas não conseguiu proporcionar qualquer proteção significativa contra a terrível agitação e aflição da minha mente.

A faculdade, para muita gente que conheço, é considerada o melhor período da vida. Para mim isso é inconcebível. A faculdade foi, em geral, uma batalha terrível, um pesadelo recorrente de humores violentos intercalados apenas de vez em quando por semanas, às vezes meses, de muita diversão, paixões, grandes entusiasmos e longos períodos de trabalho duro, porém agradável. Esse padrão de mudanças de humor e energia tinha um lado muito sedutor, em grande parte pelas intermitentes infusões de humores inebriantes que eu vivenciara no ensino médio. Eram momentos muito extraordinários, que invadiam meu cérebro com uma catarata de ideias e mais do que energia suficiente para me dar ao menos a ilusão de levá-las em frente. Meu estilo conservador de me vestir ia por água abaixo; as barras das minhas saias subiam, meus decotes desciam e eu curtia a sensualidade da minha juventude. Quase tudo era feito em excesso: em vez de comprar uma sinfonia de Beethoven, eu comprava nove; em vez de me matricular em cinco matérias, eu me inscrevia em sete; em vez de comprar dois ingressos para um concerto, eu comprava oito ou dez.

Um dia, no primeiro ano da faculdade, estava andando pelo jardim botânico da UCLA e, ao olhar para o riachinho que passava pelo jardim, de repente tive uma lembrança intensa de uma cena de "Idílios do rei", de Tennyson. Acho que alguma coisa a ver com a Dama do Lago. Compelida por um imediato e chamejante senso de urgência, corri até a livraria para comprar um exemplar do livro, o que fiz. Quando saí do grêmio, eu estava carregando pelo menos vinte outros livros, alguns relacionados com o poema de Tennyson, mas outros nem tangencialmente ligados, ou nada ligados, com a lenda arturiana. Foram acrescentados *Le Morte d'Arthur*, de Malory, e *O Único e Eterno Rei*, de T. H. White, além de *O Ramo de Ouro, O Mundo dos Celtas, Correspondência de Abelardo e Heloísa*, livros de Jung, livros de Robert Graves, livros sobre Tristão e Isolda, antologias de mitos de criação e coleções de contos de fadas escoceses. Na ocasião, todos pareciam estar relacionados uns com os outros. Não só estavam relacionados, como, juntos, pareciam conter alguma chave essencial para a visão exuberante e grandiosa do universo que minha mente começava a tecer. A tragédia arturiana explicava tudo que havia para saber sobre a natureza humana — suas paixões, traições, a violência, a graça e as aspirações — e minha mente continuava tecendo, motivada pela certeza da verdade absoluta. Naturalmente, dada a universalidade das minhas visões, essas aquisições pareciam absolutamente essenciais na época. Na verdade, continham uma lógica arrebatadora. Mas no mundo das realidades mais prosaicas, eu não tinha como arcar com as compras impulsivas que aquilo representava. Eu trabalhava de vinte a trinta horas por semana para pagar meus estudos, e não havia margem para as despesas em que incorria nesses tempos de grandes entusiasmos. Infelizmente, os saldos em vermelho da conta bancária pareciam sempre chegar quando eu estava nas garras da depressão que inevitavelmente se seguia a minhas semanas de exaltação.

Assim como nos meus últimos anos no ensino médio, meus trabalhos de classe durante esses períodos galvanizantes pareciam muito óbvios, e eu achava os exames, os trabalhos de laboratório e as dissertações absurdamente fáceis durante as semanas em que perduravam esses altos voos. Também me envolvia numa variedade de causas políticas e sociais que incluíam de tudo, de atividades universitárias a fanatismos mais idiossincráticos, como protestar contra fábricas de cosméticos que matavam tartarugas para produzir e vender produtos de beleza. Certa vez, organizei um piquete numa loja de departamentos local com um cartaz feito em casa mostrando duas tartarugas muito mal desenhadas se arrastando na areia, com nesgas de luz das estrelas acima — um lembrete esmagador, considerei, de suas notáveis habilidades de navegação — e as palavras A SUA PELE CUSTOU A PELE DELAS em letras grandes embaixo da imagem.

Mas, depois, assim como a noite se segue inevitavelmente ao dia, meu humor desabava e minha mente freava cantando pneu. Perdia todo o interesse pelos meus trabalhos da faculdade, pelos amigos, pela leitura, por refletir ou divagar. Não fazia ideia do que estava acontecendo comigo e acordava de manhã com uma profunda sensação de pânico de ter que passar de alguma forma por mais um dia inteiro. Ficava sentada horas na biblioteca da faculdade, incapaz de reunir a energia necessária para ir à aula. Olhava pela janela, olhava para os meus livros, reorganizava-os, embaralhava, deixava-os fechados e pensava em desistir dos estudos. Quando assistia a uma aula, era inútil. Inútil e doloroso. Eu entendia muito pouco do que acontecia e achava que só morrendo iria me libertar da esmagadora sensação de incompetência e escuridão que me envolviam. Sentia-me totalmente sozinha, e ver as animadas conversas dos meus colegas só fazia me sentir ainda mais só. Parava de atender telefonemas e tomava intermináveis banhos quentes na vã esperança de conseguir escapar de alguma forma da sensação de morte e tristeza.

Havia ocasiões em que esses períodos de total depressão ficavam piores ainda por causa de uma terrível agitação. Meus pensamentos corriam de um assunto para outro, mas em vez de ser preenchidos pelas ideias cósmicas e exuberantes associadas aos períodos anteriores de pensamento ágil, eram encharcados em sons horríveis e imagens de decadência e morte: corpos mortos na praia, restos carbonizados de animas, cadáveres em necrotérios com etiquetas no dedão. Durante esses períodos agitados, eu me sentia tremendamente inquieta, nervosa e irritadiça, e a única maneira de diluir a agitação era correr pela praia ou andar de um lado a outro no meu quarto como um urso-polar num zoológico. Não fazia ideia do que estava acontecendo e me sentia totalmente incapaz de pedir ajuda a alguém. Nunca me ocorreu que eu estava doente; meu cérebro simplesmente não raciocinava nesses termos. Finalmente, contudo, depois de ouvir uma palestra sobre depressão no meu curso de alterações psicopatológicas, procurei o posto de saúde estudantil com a intenção de marcar uma consulta com um psiquiatra. Consegui chegar à escadaria da porta da clínica, mas sentei num degrau, paralisada de medo e vergonha, incapaz de entrar e incapaz de voltar. Devo ter ficado lá mais de uma hora, com a cabeça entre as mãos, soluçando. Depois fui embora e nunca mais voltei. Por fim, a depressão passou sozinha, mas só por tempo suficiente para se reagrupar e se mobilizar para o próximo ataque.

Para cada momento terrível na vida, no entanto, parecia acontecer um golpe de sorte. Um deles foi no meu primeiro ano na faculdade. Eu estava fazendo um curso adiantado de psicologia em teoria da personalidade, e o professor começou a demonstrar formas diferentes de avaliar a personalidade e a estrutura cognitiva. Mostrou pranchas de Rorschach para a classe e pediu que escrevêssemos nossas respostas. Os anos passados olhando para as nuvens e traçando seus padrões finalmente valeram a pena. Minha cabeça estava voando alto naquele dia, cortesia de seja lá qual poção de bruxa de neurotransmissores que Deus tinha programado nos meus genes, e enchi páginas e mais páginas com o que tenho certeza — pensando retrospectivamente — eram respostas muito estranhas. Era uma classe grande, e todas as respostas passaram de mão em mão até chegar ao professor. Ele leu em voz alta uma seleção meio aleatória; de repente ouvi um recital de associações esquisitas e percebi horrorizada que eram as minhas. Algumas até tinham certo humor, mas outras eram simplesmente bizarras. Ou ao menos assim me pareceram. A maior parte da classe deu risada, e eu fiquei olhando para o meu pé, mortificada.

Quando terminou de ler minhas respostas garatujadas com tanta intensidade, o professor perguntou se a pessoa que havia escrito aquelas respostas específicas poderia ficar depois da aula para conversar um pouco com ele. Estava convencida de que, sendo um psicólogo, ele poderia ver claramente a minha estrutura psicótica. Fiquei apavorada. Relembrando agora, acredito que na verdade ele viu que as respostas eram de alguém muito intensa, bastante determinada, séria e provavelmente muito perturbada. Na época, bem ciente do quanto eu realmente era perturbada, imaginei que a extensão do meu problema seria igualmente óbvia para ele. O professor me convidou para ir até a sala dele e, enquanto eu conjurava imagens de ser internada numa ala psiquiátrica, ele disse que em todos os anos desde que lecionava nunca tinha visto respostas tão "imaginativas" ao teste de Rorschach. Foi suficientemente delicado para chamar de criativo o que alguns, sem dúvida, teriam chamado de psicótico. Foi a minha primeira lição de percepção dos limites complicados e permeáveis entre o pensamento bizarro e o pensamento original, e me senti profundamente grata a ele pela tolerância intelectual com que lançou uma nuance positiva e não patológica no que eu tinha escrito.

O professor me perguntou sobre minha formação, e eu expliquei que era caloura, queria ser médica e estava trabalhando para pagar meus estudos. Ele me falou sobre os regulamentos da faculdade que não permitiam que eu fizesse o curso dele, destinado somente a alunos mais avançados, e eu disse que sabia disso, mas que me parecia interessante e que o regulamento era totalmente arbitrário. Ele riu em voz alta, e de repente percebi que finalmente me encontrava numa situação em que alguém realmente respeitava a minha independência.

Não estava com a srta. Courtnay, não esperavam que eu fosse cortês. Ele disse que tinha uma vaga para um assistente de laboratório e perguntou se eu estaria interessada. Eu estava mais do que interessada. Significava que eu poderia me demitir do meu irritante e chato emprego de caixa numa loja de roupas femininas e aprenderia a realizar pesquisas.

Foi uma experiência maravilhosa: eu aprendi a codificar e analisar dados, programar computadores, revisar literatura de pesquisas, elaborar estudos e escrever artigos científicos para publicação. O professor com quem eu trabalhava estava estudando a estrutura da personalidade humana, e achei a ideia de investigar as diferenças individuais entre as pessoas absolutamente fascinante. Envolvi-me no trabalho e percebi que não era só uma fonte de conhecimento e renda, como também uma escapatória. Diferentemente da frequência às aulas — que parecia sufocante e, como os demais cronogramas do mundo, baseada na suposição de firmeza e coerência da disposição mental e do desempenho —, o trabalho de pesquisa permitia uma independência e flexibilidade de tempo que eu considerava uma maravilha. Os administradores universitários não levam em conta as pronunciadas mudanças sazonais no comportamento e nas habilidades que são parte e componente da vida da maioria dos maníaco-depressivos. Em consequência, meus trabalhos de graduação foram cheios de notas baixas e lacunas de cursos inconclusos, mas meus trabalhos de pesquisa, felizmente, compensaram minhas péssimas notas. Meus humores voláteis e recorrentes e minhas depressões sombrias cobraram um grande preço pessoal e acadêmico nos meus anos na faculdade.

Aos 20 anos, depois de dois anos de estudos de graduação, tirei um ano de licença do turbilhão que se tornara minha vida para estudar na Universidade de St. Andrews, na Escócia. Meu irmão e meu primo estavam estudando em faculdades na Inglaterra na época e sugeriram que eu fosse com eles. Mas eu tinha sido muito influenciada pela música e poesia escocesas que meu pai adorava, e havia algo que me atraía muito na melancolia e paixão dos celtas que eu associava com o lado escocês dos meus antepassados, apesar do meu desejo de me afastar dos humores sombrios e imprevisíveis do meu pai. Mas não totalmente; acho que eu tinha uma vaga noção de que poderia entender melhor meus próprios sentimentos caóticos se voltasse de alguma forma às minhas origens. Inscrevi-me para uma bolsa de estudos federal, que pela primeira vez me possibilitou ser estudante em tempo integral, e saí de Los Angeles para passar um ano dedicada à ciência durante o dia e à música e poesia à noite.

St. Andrews, meu orientador costumava dizer, era o único lugar que ele conhecia onde nevava na horizontal. Eminente neurofisiologista, ele era um alto, magro e engraçado nativo de Yorkshire que, como muitos dos conterrâneos ingleses, acreditava que o melhor clima, para não mencionar a civilização, terminava onde começava o interior da Escócia. A antiga cidade de pedra de St. Andrews fica bem no mar do Norte e é assolada por fortes rajadas no fim do outono e por ventos de inverno nos quais só dá para acreditar vendo. Àquela altura eu já estava morando na Escócia havia alguns meses e acreditava fielmente no que diziam. Os ventos eram especialmente fortes nas praias do leste da cidade, onde ficava o laboratório de biologia marinha da faculdade.

Éramos mais ou menos uns dez estudantes de zoologia do terceiro ano e vivíamos tremendo, enrolados em agasalhos de lã, luvas de lã e batendo os dentes no frio úmido do laboratório cheio de tanques com água. Meu professor pareceu ainda mais surpreso do que eu por me ver naqueles cursos avançados de zoologia. Ele era uma autoridade no que se pode pensar ser uma parte especializada do reino animal, o nervo auditivo do gafanhoto, e, pouco antes de falar sobre as nevascas horizontais na Escócia, ele lançou minha chocante ignorância em relação a questões zoológicas em domínio público.

A tarefa em questão era fazer gravações eletrofisiológicas do nervo auditivo do gafanhoto; os demais alunos — todos se especializando em ciência há muitos anos — já tinham dissecado, minuciosamente, todas as partes necessárias do inseto e procediam adequadamente com seus registros. Eu não tinha ideia do que estava fazendo, meu professor sabia disso, e eu não parava de me perguntar por que a universidade tinha me posto naquele nível de estudos científicos. Já tinha chegado a pegar o gafanhoto da gaiola — e por ser mantida aquecida, eu prolonguei minha permanência no alojamento do inseto o mais que pude — e finalmente reduzido o corpo dele em asas, corpo e cabeça. Aquilo não iria me levar muito longe. Senti toda a altura da presença do meu professor atrás de mim e me virei para ver um sorriso sarcástico em seu rosto. Ele foi até o quadro-negro, desenhou o que certamente parecia um gafanhoto, fez um círculo numa região da cabeça do bicho e disse com seu mais elaborado sotaque: "Para seu esclarecimento, srta. Jamison, aqui é o ouvido". A classe caiu na risada, e eu também, e aceitei a ideia de passar um ano irreconciliavelmente atrasada — como estava mesmo, mas aprendi um bocado e me diverti muito durante esse tempo. (Minhas anotações laboratoriais do experimento com o gafanhoto refletem minha impressão inicial de que aquilo era demais para minha cabeça; depois de detalhar o método experimental no meu relatório — "A cabeça, as asas e pernas foram removidas do gafanhoto. Após expor as bolsas de ar cortando os esternitos metatorácicos, o nervo auditivo foi localizado e seccionado centralmente para excluir a possibilidade de resposta do gânglio cerebral", e assim por diante. As anotações terminavam com "em virtude de um mal-entendido das instruções, e uma falta generalizada de conhecimento sobre o que acontecia, não foi testado um espectro maior de estímulos e, quando o mal-entendido foi esclarecido, o nervo auditivo estava fatigado. Assim como eu.")

Porém, definitivamente, havia vantagens em estudar a zoologia de invertebrados. Para começar, diferentemente da psicologia, você podia comer os objetos de estudo. As lagostas — recém-tiradas da água e deliciosas — eram as prediletas. Nós as cozinhávamos em recipientes na chama dos bicos de Bunsen até um de nossos professores observar que "não havia passado despercebido que alguns de nossos animais parecem estar fugindo dos tanques à noite" e pôs um fim às nossas tentativas de suplementar as refeições da cantina.

Durante aquele ano, eu passei muito tempo andando à beira-mar e pela cidade e passei horas ponderando e escrevendo entre as antigas ruínas da cidade. Nunca me cansava de imaginar como aquela catedral do século XII já tinha sido, os gloriosos vitrais que antigamente preenchiam os caixilhos agora vazios das janelas na pedra; nem consegui escapar da atração quase arquetípica das missas de domingo na capela da faculdade, que, como a própria universidade, havia sido construída no começo do século XV. As tradições medievais de aprendizado e religião eram emaranhadas de uma forma profundamente misteriosa e maravilhosa. As batas grossas e vermelhas dos estudantes de graduação eram de cores vivas por causa de um antigo decreto de um rei escocês enunciando que os alunos, como potencialmente perigosos para o Estado, deveriam ser facilmente reconhecíveis em um vívido contraste com os edifícios cinzentos da cidade; e, ao sair da capela, os alunos vestidos de vermelho andavam até o fim do píer da cidade, destacando ainda mais o contraste vívido contra o fundo escuro do céu e do mar.

Era, é, um lugar místico: cheio de memórias de noites límpidas e frias e homens e mulheres em trajes de noite, luvas de cano longo, echarpes de seda, kilts escoceses, cachecóis e tartãs nos ombros de mulheres em elegantes vestidos de seda que iam até o chão; uma infindável sequência de bailes formais; jantares tarde da noite com salmão, pernil, carne de caça, xerez, uísque puro malte e vinho do Porto; batas vermelho-vivo nas costas de estudantes de bicicleta, salões de jantar e palestras, jardins e gramados como toalhas de piquenique na primavera. Serões de cantorias e conversas com meus companheiros escoceses de alojamento; canteiros de narcisos e jacintos nas montanhas à beira-mar; alga-marinha e pedras e cascas de lapa pelas areias amarelas da maré alta e exuberantes enfeites de Natal no fim do ano letivo: alunos de graduação com suas batas longas e vermelhas; e alunos de pós-graduação com batas pretas, curtas e mais sóbrias; as antigas e lindas canções de Natal; lâmpadas suspensas em correntes formando coroas, bancos lavrados de madeira maciça; aulas ministradas no inglês das escolas públicas e com o sotaque mais delicado e lírico escocês. Sair da capela tarde da noite naquele inverno era como entrar numa paisagem ancestral, o tom escarlate sobressaindo na neve, o repique dos sinos e uma lua cheia e brilhante.

St. Andrews representou um delicado esquecimento dos dolorosos anos anteriores da minha vida. Continua sendo um período assustador e adorável para mim, uma experiência medular. Para alguém que durante o curso de graduação estava tentando escapar de uma exaustão e um desespero inexplicáveis, St. Andrews foi um amuleto contra todos os tipos de anseios e perdas, um ano de lembranças sérias, porém divertidas. Aquele longo inverno do mar do Norte foi o veranico da minha vida.

Eu tinha 21 anos quando voltei da Escócia para a UCLA. Foi uma mudança brusca de ambiente e humor, e um rompimento ainda mais brusco no ritmo da minha vida. Tentei retomar meu antigo mundo e minhas rotinas, mas achei difícil fazer isso. Durante um ano eu não havia precisado trabalhar vinte ou trinta horas por semana para me sustentar, mas agora voltava a fazer malabarismos com meu trabalho, minhas aulas, minha vida social e meus humores disruptivos. Meus planos de carreira também tinham mudado. Com o passar do tempo, ficou claro para mim que meu temperamento volátil e minha inquietação física não combinariam com a escola de medicina — principalmente nos primeiros dois anos, que exigiam horas de leituras seguidas em bibliotecas — uma proposta inviável. Considerava difícil ficar muito tempo parada e achava que aprendia melhor sozinha. Adorava pesquisar e escrever, e pensar em me acorrentar no tipo de cronograma exigido pela escola de medicina era cada vez mais repugnante. Igualmente importante, no ano que passei em St. Andrews eu tinha lido o grande estudo de psicologia de William James, *As Variedades da Experiência Religiosa*, e ficara totalmente fascinada com a ideia de estudar psicologia, em particular diferenças individuais de temperamento e variações nas manifestações emocionais, como humor e percepções intensas. Também tinha começado a trabalhar na pesquisa de outro professor, um fascinante estudo sobre os efeitos psicológicos e fisiológicos de drogas que alteram o humor como LSD, maconha, cocaína, opiáceos, barbitúricos e anfetaminas. Ele estava particularmente interessado nas razões pelas quais alguns indivíduos eram atraídos por drogas como as alucinógenas, por exemplo, enquanto outros gravitavam em torno de drogas que entorpecem ou estimulam o humor. Assim como a mim, as variações de humor o intrigavam.

Esse professor — um homem alto, tímido e brilhante — também tendia a mudanças súbitas e radicais de humor. Trabalhar com ele, primeiro como assistente de pesquisa e depois como aluna de doutorado, foi para mim uma experiência extraordinária: ele era tremendamente criativo, curioso e de cabeça aberta; rigoroso, mas justo em suas exigências intelectuais e excepcionalmente generoso em compreender minhas flutuações de humor e atenção. Nós tínhamos uma espécie de intuição em relação um ao outro que era, quase sempre, implícita, ainda que às vezes um ou outro falasse sobre o assunto de humores sombrios. Minha sala ficava ao lado da dele e, nos meus períodos de depressão, ele sondava como eu me sentia, comentava que eu parecia cansada ou pensativa ou desanimada e perguntava se poderia ajudar em alguma coisa.

Certo dia, em uma de nossas conversas, descobrimos que ambos classificávamos nossos humores — ele numa escala subjetiva de dez pontos, variando de "terrível" a "ótimo", e eu numa escala variando de -3 (paralisada e totalmente desalentada) a +3 (humor e vitalidade magníficos), numa tentativa de descobrir alguma rima ou razão para nossas idas e vindas. De vez em quando, falávamos sobre a possibilidade de tomar medicamentos antidepressivos, mas éramos muito céticos quanto ao resultado e muito temerosos em relação aos efeitos colaterais potenciais. De alguma forma, como muitas pessoas que ficam deprimidas, achávamos que nossas depressões eram mais complicadas e tinham uma base mais existencial do que na verdade tinham. Antidepressivos podiam ser receitados para pacientes psiquiátricos, para os mais fracos, mas não para nós. Era uma atitude custosa; nossa criação e nosso orgulho nos tornavam reféns. Apesar das minhas mudanças de humor — pois minhas depressões continuavam sendo precedidas por euforias vertiginosas e inebriantes —, eu sentia que tinha um refúgio no meu trabalho de assistente de pesquisa com ele no curso de graduação. Muitas vezes, quando apagava a luz da minha sala para dormir, por não conseguir encarar o mundo, eu acordava e via o paletó dele sobre os meus ombros e um bilhete em cima da impressora do meu computador dizendo: "Logo você vai se sentir melhor".

Meu grande prazer de aprender com o trabalho que fazia com ele, a satisfação contínua com meu outro trabalho com um professor mais voltado à matemática com quem eu vinha colaborando desde o primeiro ano, a forte influência de William James e a instabilidade e inquietude do meu temperamento, tudo combinou para ajudar a me firmar nos meus estudos para um doutorado em psicologia e não na faculdade de medicina. A UCLA tinha na época, e ainda tem, um dos melhores programas de pós-graduação em psicologia dos Estados Unidos; fiz minha inscrição, fui aprovada e comecei meus estudos de doutorado em 1971.

Decidi cedo no meu curso de pós-graduação que precisava fazer alguma coisa a respeito dos meus humores. Fiquei entre escolher consultar um psiquiatra ou comprar um cavalo. Como quase todo mundo que eu conhecia ia a algum psiquiatra, e como tinha certeza absoluta de que poderia cuidar dos meus próprios problemas, é claro que comprei um cavalo. Não apenas um cavalo, e sim um cavalo irredutivelmente teimoso e totalmente neurótico, uma espécie de versão equina do Woody Allen, mas sem o lado engraçado. Eu tinha imaginado, claro, um cenário do tipo *Minha Amiga Flicka*: meu cavalo me veria de longe, abanaria as orelhas de alegria, relincharia de prazer, marcharia até perto de mim e me empurraria com o focinho para ganhar açúcar ou uma cenoura. Mas o que obtive em vez disso foi uma criatura ansiosa, normalmente manca e não muito inteligente que morria de medo de cobras, de gente, lagartos, cães e outros cavalos — em resumo, tinha medo de qualquer coisa que poderia encontrar na vida —, o que o fazia se erguer nas patas traseiras e disparar loucamente em direções totalmente aleatórias. De todo modo, quando eu o montava, ficava com medo demais para me sentir deprimida e, quando estava maníaca, não tinha mesmo nenhum discernimento e cavalgar se adequava ao meu humor.

Infelizmente, comprar um cavalo não foi só uma decisão maluca, foi também uma burrice. Era como se eu tivesse descontado os vales do meu serviço de saúde público e dado para ele comer: além das ferraduras e do lugar para ele dormir — com as recomendações veterinárias de suplementar sua dieta regular com uma espécie de granola equina que custava mais caro do que um bom licor de pera —, eu também tive de comprar ferraduras ortopédicas para corrigir, ou acabar corrigindo um dia, o problema dele de manquetear. Essas ferraduras eram mais caras do que sapatos de grife como Gucci e Neiman Marcus. Depois de comprar essas coisas com dor no coração e entendendo muito bem por que as pessoas matam negociadores de cavalos, e cavalos, eu tive de reconhecer que era uma estudante de pós-doutorado, não o Dr. Dolittle; mais especificamente, eu não era da família Mellon nem da Rockefeller. Vendi o cavalo, como que passando um abacaxi para alguém mais descascar, e comecei a aparecer nas minhas aulas na UCLA.

O curso de pós-graduação me proporcionou o prazer que não tive como aluna de graduação. Foi uma continuação, sob certos aspectos, do veranico que desfrutei em St. Andrews. Rememorando esses anos a partir da fria perspectiva clínica adquirida muito mais tarde, percebo que estava vivenciando o que é conhecido tão fria e prosaicamente como uma remissão — comum nos primeiros anos do transtorno maníaco-depressivo e um alívio ilusório na recorrência brutal afinal causada pela doença se não for tratada —, mas imaginei que tinha voltado ao meu normal. Naquela época, não havia palavras ou nomes ou conceitos da doença que pudessem dar significado às terríveis mudanças de humor que eu sentia.

O curso de pós-graduação não foi apenas uma relativa liberdade da minha doença, foi também uma liberdade da rotina minuciosamente estruturada do curso de graduação. Apesar de cabular mais da metade das minhas aulas formais, isso não fazia diferença; enquanto eu cumprisse minhas metas, as maneiras erráticas como conseguia fazer isso eram consideravelmente menos importantes. A essa altura eu também estava casada com um artista plástico francês, que não era um pintor talentoso, mas uma pessoa extremamente generosa e gentil. Nós nos conhecemos no início dos anos 1970, em um brunch na casa de um amigo em comum. Era uma época de cabelos compridos, agitações sociais, adiamentos de cursos de pós-graduação e protestos contra a Guerra do Vietnã, e foi um alívio encontrar alguém que era, para variar, essencialmente apolítico, extremamente inteligente, mas não intelectual, e profundamente comprometido com as artes. Éramos diferentes, mas gostamos um do outro quase de imediato; logo descobrimos que tínhamos a mesma paixão por pintura, música e história natural. Na época, eu andava dolorosamente intensa, magérrima e, quando não moribunda, cheia até a borda de desejo por uma vida empolgante, uma carreira acadêmica de alta voltagem e um monte de filhos. Fotos daquele período mostram um homem alto, muito bonito, de pele escura, delicado e de olhos castanhos que, embora coerente com a própria aparência, era acompanhado por uma mulher de aparência variável de uns 25 anos: numa foto dando risada, com um chapéu de aba mole e cabelos compridos e esvoaçantes; em outra, pensativa, sorumbática, parecendo infinitamente mais velha, com roupas muito mais sóbrias e insossas. Meus cabelos, como meus humores, subiam e desciam: compridos por um tempo, até meu humor me convencer de que eu estava parecendo um sapo; achando que uma mudança radical poderia ajudar, eu cortava o cabelo em forma de cuia. Os humores, o cabelo, as roupas, tudo mudava de semana em semana, de mês em mês. Meu marido, por outro lado, era estável, e sob vários aspectos acabávamos complementando o temperamento um do outro.

Um mês depois de nos conhecer, já estávamos morando juntos num pequeno apartamento perto do mar. Era uma vida normal e tranquila, cheia de filmes, amigos e viagens ao Big Sur, a São Francisco e ao Yosemite. A segurança do nosso casamento, a proximidade de bons amigos e a latitude intelectual proporcionada pelo curso de pós-graduação contribuíam muito para propiciar um mundo protegido e razoavelmente tranquilo.

Eu tinha começado a estudar psicologia experimental, em especial os aspectos mais fisiológicos e matemáticos da matéria, mas depois de vários meses de estudos clínicos no Hospital Maudsley, de Londres — que eu tinha concluído pouco antes de conhecer meu marido —, resolvi mudar para psicologia clínica. Meu interesse por esse campo era cada vez mais pessoal, além de profissional. Meu trabalho de conclusão de curso, que havia focado em métodos estatísticos, biologia e psicologia experimental, agora mudara para psicofarmacologia, psicopatologia, métodos clínicos e psicoterapia. A psicopatologia — o estudo científico de transtornos mentais — se mostrou tremendamente interessante, e percebi que examinar pacientes não só era fascinante, como também exigia muito de mim intelectual e pessoalmente. Apesar de sermos ensinados a como fazer diagnósticos clínicos, eu ainda não tinha estabelecido nenhuma relação na minha cabeça entre os problemas que tinha vivenciado e os descritos como transtorno maníaco-depressivo nos livros didáticos. Em uma estranha inversão da síndrome comum a estudantes de medicina, em que os estudantes se convencem de que têm seja qual for a doença que estão estudando, eu continuava meus estudos clínicos e nunca situei minhas mudanças de humor em qualquer contexto médico. Agora, quando olho para trás, minha negação e ignorância parecem praticamente incompreensíveis. No entanto, eu percebia que me sentia mais confortável tratando pacientes psicóticos do que muitos dos meus colegas.

Naquela época, nos programas de residência em psicologia clínica e psiquiatria, a psicose era muito mais relacionada com a esquizofrenia do que com o transtorno maníaco-depressivo, e aprendi muito pouco sobre distúrbios de humor de maneira formal. As teorias psicanalíticas ainda predominavam. Por isso, nos dois primeiros anos em que tratei pacientes, só tive psicanalistas como supervisores; a ênfase no tratamento era a compreensão dos primeiros conflitos e experiências; sonhos, símbolos e sua interpretação formavam o cerne do trabalho psicoterapêutico. Uma abordagem mais médica à psicopatologia — mais centrada em diagnósticos, sintomas, doenças e tratamento médico — só surgiu depois que comecei meu internato no Instituto Neuropsiquiátrico da UCLA. Apesar de ter tido muitas discordâncias com psicanalistas ao longo dos anos — e especialmente virulentos com analistas que se opunham a tratar graves distúrbios de humor com medicamentos, bem depois de as evidências terem demonstrado claramente que o lítio e os antidepressivos eram muito mais eficazes do que apenas a psicoterapia —, dei muito valor à ênfase dos meus primeiros estudos psicoterápicos nos muitos aspectos do pensamento psicanalítico. Com o passar do tempo, abandonei boa parte da minha linguagem psicanalítica, mas minha formação foi interessante, e nunca consegui entender as distinções desnecessariamente arbitrárias entre psiquiatria "biológica", que enfatiza causas médicas e tratamentos de doença mental, e as psicologias "dinâmicas", mais concentradas nos primeiros desenvolvimentos mentais, na estrutura da personalidade, nos conflitos e na motivação e no pensamento inconsciente.

Mas extremos são sempre absurdos, e me surpreendi com o nível ridículo a que o pensamento acrítico pode afundar. A certa altura do nosso treinamento, tivemos de aprender a administrar vários testes psicológicos, inclusive testes de inteligência, como a Escala de Inteligência Wechsler para Adultos, ou WAIS, e testes de personalidade, que incluíam o Rorschach. Meu primeiro testado na prática foi meu marido, que, como artista plástico, não me surpreendeu ao pontuar muito melhor nas partes de desempenho visual do WAIS, quase frequentemente tendo de me explicar como montar os blocos utilizados. As respostas dele ao Rorschach foram de um nível de originalidade que nunca mais vi desde então. No teste Desenho da Figura Humana, notei que ele parecia estar levando aquilo muito a sério, desenhando meticulosa e lentamente o que supus ser uma espécie de autorretrato revelador. Quando ele afinal me mostrou a imagem, porém, era de um orangotango maravilhosamente elaborado, cujos longos braços se estendiam ao longo das bordas da página.

Achei aquilo maravilhoso e levei os resultados do WAIS, de Rorschach e do Desenho da Figura Humana à minha supervisora de testes psicológicos. Ela era uma psicanalista totalmente sem senso de humor e doutrinária e passou mais de uma hora interpretando, da maneira mais tola e especulativa, a raiva primitiva e reprimida do meu marido, seus conflitos intrapsíquicos, suas ambivalências, sua natureza antissocial e sua estrutura de personalidade profundamente perturbada. Meu atual ex-marido, de quem nunca ouvi uma mentira em quase 25 anos, estava sendo rotulado como um sociopata; um homem sempre sincero e bondoso foi interpretado como profundamente perturbado, cheio de conflitos e raiva. Tudo porque tinha feito algo diferente em um teste. Era um absurdo. Na verdade, me pareceu tão ridículo que, depois de rir incontrolavelmente por um longo tempo, provocando ainda mais irritação na professora — e, pior ainda, mais interpretações

—, saí da sala correndo e ainda dando risada me recusei a fazer o relatório do teste. Desnecessário dizer, isso também foi tratado com obsessão, dissecado e analisado.

A maior parte dos meus conhecimentos veio da ampla variedade e do grande número de pacientes que avaliei e tratei durante meus estágios clínicos pré-doutorado. Ao longo do caminho, concluí o trabalho de final de curso das minhas duas áreas secundárias, psicofarmacologia e comportamento animal. Eu adorava estudar comportamento animal e complementei os cursos oferecidos pelo departamento de psicologia com cursos de pós-graduação ministrados pelo departamento de zoologia. Esses cursos de zoologia estudavam a biologia dos mamíferos aquáticos e abrangiam não somente a biologia e a história natural de lontras marinhas, focas, leões-marinhos, baleias e golfinhos, como também esoterismos como as adaptações cardiovasculares resultantes dos mergulhos de leões-marinhos e baleias e os sistemas de comunicação usados pelos golfinhos. Foi aprender por aprender, e eu adorei. Nada disso tinha a mínima relevância para qualquer outra coisa que eu estava estudando ou fazendo, nem para qualquer coisa que fiz desde então, mas foram de longe as aulas mais interessantes que tive na pós-graduação.

Os exames de qualificação iam e vinham; conduzi um estudo de doutorado nada inspirado sobre a dependência de heroína e escrevi uma dissertação igualmente pouco inspirada baseada nesse estudo; em seguida, depois de duas semanas atulhando freneticamente minha cabeça com todas as trivialidades que consegui enfiar nela, entrei numa sala cheia de homens que não sorriam ao redor de uma mesa, sentei e passei pela provação que é educadamente conhecida como Exame Oral Final, ou, mais apropriadamente, num sentido mais militar, a defesa de uma dissertação. Dois dos homens à mesa eram professores com quem havia trabalhado durante anos; um deles pegou leve comigo, o outro foi implacável — suponho que numa tentativa de demonstrar imparcialidade. Um dos três psicofarmacologistas, o único não efetivado no cargo, sentiu-se na obrigação de me prejudicar, mas os outros dois, que eram livres-docentes, claramente concordaram que ele tinha ido longe demais ao demonstrar seu domínio dos detalhes estatísticos e de projetos de pesquisa e por fim o obrigaram a retomar um nível menos troglodita de civilidade geral. Depois de três horas do intrincado balé intelectual que constituiu a defesa da minha tese, saí da sala e fiquei no corredor enquanto eles votavam; aguentei os momentos de agonia necessários. Quando voltei a encontrar os mesmos cinco homens que, horas antes, pareciam tão reservados e hostis, agora eles estavam sorrindo, com as mãos estendidas para apertar a minha; e todos disseram, para meu grande alívio e prazer: parabéns.

Os ritos de passagem do mundo acadêmico são arcanos e, à própria maneira, altamente românticos, e as tensões e aspectos desagradáveis das dissertações e exames orais finais são logo esquecidos nos maravilhosos momentos do xerez posteriores, na admissão a clubes muito antigos, festas de comemoração, batas doutorais, rituais acadêmicos e de ser chamada pela primeira vez de "doutora" Jamison, e não "senhorita". Fui contratada como professora assistente no departamento de psiquiatria da UCLA, pela primeira vez na vida tinha uma boa vaga para estacionar, ingressei imediatamente no clube da faculdade e comecei a percorrer meu caminho na cadeia alimentar acadêmica. Passei um verão glorioso — que acabou sendo glorioso demais — e, depois de três meses como professora, estava psicótica de subir pelas paredes.

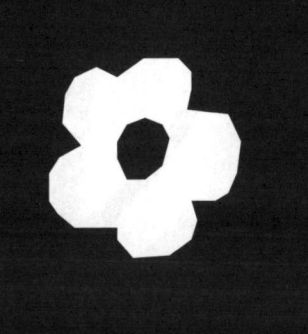

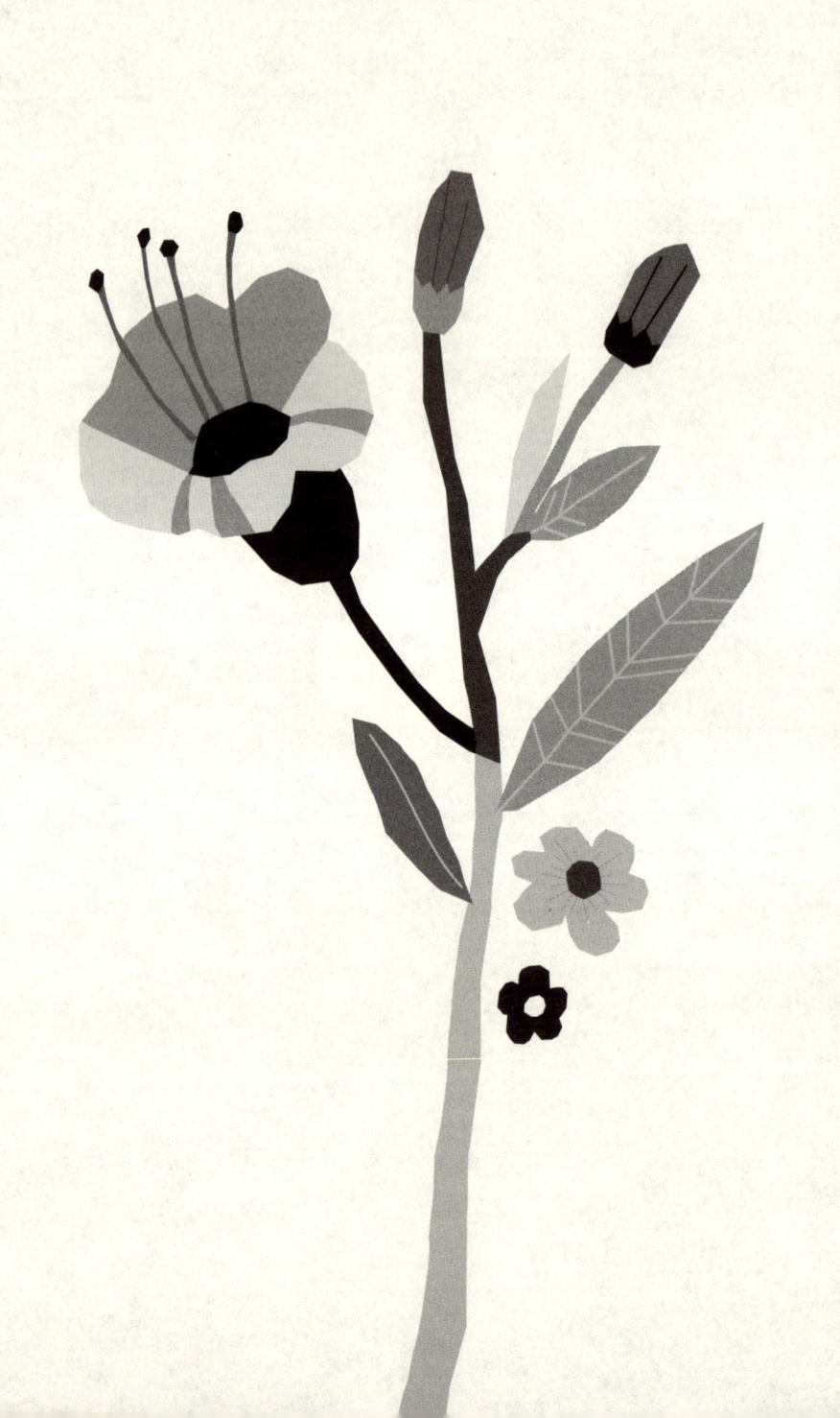

LOUCURA NADA AGRADÁVEL

Parte Dois

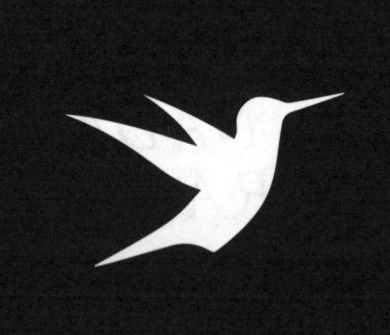

Voos da mente

Existe um gênero específico de dor, euforia, solidão e terror envolvidos nesse tipo de transtorno. Quando você está ligada, é ótimo. As ideias e sentimentos são ágeis e frequentes como estrelas cadentes, e você os segue até encontrar outros melhores e mais brilhantes. A timidez desaparece, as palavras e os gestos certos estão sempre de prontidão, o poder de cativar os outros é uma certeza. Pessoas desinteressantes ganham aspectos interessantes. A sensualidade é generalizada e o desejo de seduzir e ser seduzida é irresistível. Sensações de facilidade, intensidade, poder, bem-estar, onipotência financeira e euforia permeiam a medula. Mas, em algum momento, isso muda. As ideias rápidas ficam rápidas demais e se tornam demasiadas; uma confusão avassaladora toma o lugar da clareza. A memória se esvai. O humor e a aceitação no rosto dos amigos são substituídos por medo e preocupação. Tudo que antes se movia a favor da correnteza agora está contra — você se sente irritada, zangada, assustada, incontrolável e totalmente enredada nos recônditos mais sombrios da mente. Você nunca soube que esses recônditos estavam ali. Nunca vai acabar, pois a loucura molda a própria realidade.

E a coisa continua, continua, até finalmente só existir o que os outros se lembram do seu comportamento — dos seus comportamentos bizarros, frenéticos e sem sentido —, pois a mania tem pelo menos alguma graça em obliterar parcialmente as lembranças.

E depois, após os medicamentos, o psiquiatra, o desespero, a depressão e a overdose? Todos esses sentimentos incríveis para resolver. Quem está sendo educado demais para não dizer o quê? Quem sabe o quê? O que eu fiz? Por quê? E o maior tormento: quando isso vai acontecer de novo? E ainda há os dolorosos lembretes — remédios a tomar, recusar, esquecer, tomar, recusar e esquecer, mas sempre tomar. Cartões de crédito cancelados, cheques devolvidos para cobrir, explicações devidas no trabalho, pedidos de desculpas, recordações intermitentes (o que eu fiz?), amizades perdidas ou esgotadas, um casamento arruinado. E sempre: quando isso vai acontecer de novo? Quais dos meus sentimentos são reais? Quais de mim sou eu? A intempestiva, impulsiva, caótica, enérgica e louca? Ou a tímida, retraída, desesperada, suicida, desgraçada e exausta? Provavelmente um pouco de ambas, com sorte, nem uma nem outra. Virginia Woolf, em seus mergulhos e escaladas, disse tudo: "Até onde nossos sentimentos adquirem sua cor do mergulho subterrâneo? Ou seja, qual é a realidade de qualquer sentimento?".

Não é que um dia eu tenha acordado e percebido que era louca. Bem que a vida podia ser simples assim. A percepção de que minha vida e minha mente entravam num ritmo cada vez mais rápido foi gradual, até finalmente, no decorrer do meu primeiro verão na faculdade, as duas coisas estarem girando totalmente fora de controle. Mas a aceleração do pensamento rápido ao caos foi lenta e lindamente sedutora. No começo, tudo parecia perfeitamente normal. Ingressei no corpo docente de psiquiatria em julho de 1974 e fui designada a uma das alas de adultos internados para assumir minhas responsabilidades clínicas e de ensino. Esperava-se que eu supervisionasse residentes psiquiátricos e estagiários de psicologia clínica em técnicas diagnósticas, testes psicológicos, psicoterapia e, por causa da minha formação em psicofarmacologia, em algumas questões relacionadas a testes de drogas e medicamentos. Também era o elo docente entre os departamentos de Psiquiatria e Anestesiologia, nos quais dava consultas, seminários e punha em prática alguns protocolos de pesquisa elaborados para estudar os aspectos psicológicos e médicos da dor. Minha pesquisa consistia principalmente em escrever alguns dos estudos sobre drogas que havia feito na pós-graduação. Não tinha nenhum interesse específico em trabalho clínico ou por pesquisas relacionadas a distúrbios de humor, e como fazia mais de um ano que não sentia mais alterações radicais de humor, presumi que esses problemas tinham ficado para trás. Sentir-se normal por um longo período gera esperanças que acabam sendo, quase invariavelmente, castelos de areia.

Comecei no meu novo emprego com muito otimismo e energia. Eu gostava de ensinar e, embora inicialmente tenha parecido estranho supervisionar o trabalho clínico de outras pessoas, também gostei disso. Achei a transição do status de estagiária para docente muito menos difícil do que imaginava; desnecessário dizer que a revigorante diferença de salário também ajudou. A relativa liberdade que eu tinha para me dedicar aos meus interesses acadêmicos particulares era inebriante. Trabalhava muito e, olhando para trás, dormia muito pouco. Dormir cada vez menos é ao mesmo tempo sintoma e causa da mania, mas eu não sabia disso na época, e provavelmente não teria feito nenhuma diferença para mim se soubesse. O verão costumava me proporcionar noites mais longas e melhor disposição, mas dessa vez me levou para lugares muito mais altos, perigosos e psicóticos que ainda não conhecia. O verão, a falta de sono, um dilúvio de trabalho e genes vulneráveis acabaram me levando a paragens longínquas de uma loucura delirante, bem além dos meus níveis de euforia conhecidos.

Todos os anos, o diretor organizava uma festa nos jardins da UCLA para dar as boas-vindas aos novos membros do corpo docente. Por coincidência, o homem que viria a se tornar meu psiquiatra estava presente, ele mesmo recém-ingresso no corpo docente da faculdade de medicina adjacente. Acabou sendo um exemplo interessante da diferença entre a nossa autoimagem e a visão mais imparcial e moderada de um clínico experiente que de repente se encontrava numa situação social observando uma ex-estagiária frenética e de olhos arregalados que ele, como recente residente-chefe, tinha supervisionado no ano anterior. Minha lembrança da situação era de estar um pouco alta, talvez, mas me recordo de ter conversado com muita gente, sentir-me irresistivelmente charmosa e me servir de diversos aperitivos e várias bebidas. Conversei muito tempo com o reitor; é claro que ele não sabia absolutamente quem eu era, mas ou foi extremamente educado ao falar comigo por tanto tempo ou estava se mantendo fiel à reputação de ter uma queda por mulheres mais jovens. Independentemente do que ele realmente sentiu, eu tinha certeza de que estava me achando cativante.

Também tive uma conversa prolongada e bastante estranha com o diretor do meu departamento — estranha, mas uma conversa que achei muito agradável. Meu diretor era um tipo extrovertido e tinha uma mente muito imaginativa, que nem sempre se mantinha dentro das pastagens comuns da medicina acadêmica. Era meio famoso nos círculos da psicofarmacologia por ter acidentalmente matado um elefante alugado de um circo com LSD — uma história complicada e bastante improvável envolvendo grandes mamíferos terrestres, glândulas do lobo temporal, efeitos de drogas alucinógenas no comportamento violento e volumes e áreas de superfície mal calculados — e nós começamos uma longa discussão dendrítica sobre pesquisas com elefantes e híraxes. Híraxes são pequenos animais africanos que não se parecem em nada com elefantes, mas, com base no padrão dos dentes deles, são considerados seus parentes vivos mais próximos. Não consigo lembrar os argumentos em detalhes e os interesses comuns subjacentes a essa conversa estranha e extremamente animada — exceto que imediatamente, e com grande entusiasmo, assumi a tarefa de rastrear todos os artigos já escritos sobre híraxes, e havia centenas. Também me ofereci para trabalhar em estudos de comportamento animal no Zoológico de Los Angeles, bem como para ajudar a ministrar um curso de etologia e outro de farmacologia e etologia.

Minhas lembranças da festa foram de ter vivido momentos fabulosos, borbulhantes, de me sentir segura e sedutora. Meu psiquiatra, porém, ao falar comigo sobre isso muito mais tarde, lembrou-se da ocasião de maneira muito diferente. Disse que eu estava com um vestido notavelmente provocante, bem diferente do meu estilo conservador de me vestir no ano anterior. Que usava muito mais maquiagem do que o normal e que me achou exaltada e falante demais. Disse que pensou consigo mesmo: Kay parece estar em crise. Eu, por outro lado, estava me achando esplendorosa.

Minha mente estava começando a ter de se esforçar um pouco para se manter, pois as ideias surgiam tão rapidamente que se cruzavam em todos os ângulos concebíveis. Havia um acúmulo neuronal nas estradas do meu cérebro, e quanto mais eu tentava desacelerar meu pensamento, mais me tornava ciente de que não conseguia. Meus entusiasmos também começavam a escassear, embora muitas vezes houvesse alguma lógica subjacente no que eu fazia. Um dia, por exemplo, entrei num frenesi de fotocópias: fiz umas trinta ou quarenta cópias de um poema de Edna St. Vincent Millay, de um artigo sobre religião e psicose do *American Journal of Psychiatry* e de outro artigo, "Por que não participo de conferências sobre casos", escrito por um preeminente psicólogo que elucidava todas as razões pelas quais as rondas didáticas, quando mal conduzidas, são uma tremenda perda de tempo. Os três artigos me pareceram, de repente, ter significado e relevância profundos para o corpo clínico do meu local de trabalho. Por isso eu os distribuí a todos que pude.

O que me parece interessante agora não é o fato de eu ter feito uma coisa tão tipicamente maníaca; é o de haver naqueles primeiros dias alguma presciência e sensação de uma loucura incipiente. As rondas pela enfermaria *eram* uma perda de tempo total, mas o chefe da ala não gostou nada de eu ter explicado isso a todos (e menos ainda de ter distribuído o artigo para toda a equipe). Eu tinha lido o poema de Millay, "Renascença", quando era menina e, à medida que meu humor foi entrando cada vez mais em êxtase e minha mente correndo cada vez mais depressa, por alguma razão eu me lembrei dele com absoluta clareza e logo fui procurá-lo. Apesar de estar só no começo da minha jornada para a loucura, o poema descrevia todo o ciclo pelo qual eu estava prestes a passar: começava com percepções normais do mundo ("Tudo que eu podia ver de onde estava / Eram três grandes montanhas e um bosque") e depois continuava com estados visionários e de êxtase até um desespero incessante e, finalmente, o ressurgimento no mundo normal, mas com uma consciência intensificada. Millay tinha 19 anos quando escreveu esse poema e, apesar de eu não saber isso na época, depois ela passou por vários colapsos nervosos e hospitalizações. De alguma forma, no estranho estado em que me encontrava, eu sabia que o poema tinha um significado para mim; eu o entendi totalmente. Passei o poema para os meus residentes e internos como uma descrição metafórica do processo psicótico e das possibilidades importantes de uma subsequente renovação. Os residentes, alheios à agitação interna que motivava as minhas leituras, pareceram reagir bem aos artigos, e quase sem exceção, gostaram de ler algo diferente dos textos médicos habituais.

Durante esse mesmo período, de comportamentos cada vez mais frenéticos no trabalho, meu casamento estava desmoronando. Nós nos separamos, com a razão explícita de eu querer ter filhos e ele não — o que era verdade e importante —, mas foi muito mais complicado do que isso. Eu me sentia cada vez mais inquieta, irritada e ansiosa por aventuras; de repente, percebi que estava me rebelando contra as coisas que mais amava no meu marido: sua bondade, estabilidade, aconchego e amor. Parti impulsivamente para uma nova vida. Encontrei um apartamento supermoderno em Santa Monica, apesar de detestar arquitetura moderna; comprei móveis finlandeses modernos, apesar de adorar coisas aconchegantes e antiquadas. Tudo que eu comprava era descolado, moderno, anguloso e, suponho, estranhamente reconfortante e relativamente pouco invasivo para minha mente cada vez mais caótica e meus sentidos dissonantes. Pelo menos o apartamento tinha uma vista espetacular para o mar — e espetacularmente cara. Gastar um monte de dinheiro que você não tem — ou, como os critérios diagnósticos formais tão curiosamente colocam, "envolver-se em surtos de compras desenfreadas" — é um sintoma clássico de mania.

Quando estou eufórica, eu não consigo me preocupar com dinheiro, nem se tentar. Então eu não me preocupo. O dinheiro virá de algum lugar; eu tenho direito; Deus proverá. Cartões de crédito são desastrosos, cheques são piores ainda. Infelizmente, ao menos para os maníacos, a mania é uma extensão natural do sistema econômico. Com cartões de crédito e contas bancárias, pouca coisa fica fora de alcance. Então eu comprei doze kits contra picadas de cobra, com uma sensação de urgência e importância. Comprei pedras preciosas, móveis elegantes e desnecessários, três relógios no intervalo de uma hora (na categoria dos Rolex, não dos Timex: na mania, a champanhe não são as bolhas na superfícies, é a própria superfície) e roupas de grife totalmente inadequadas. Durante uma farra em Londres eu gastei várias centenas de libras em livros com títulos ou capas que de alguma forma despertaram minha imaginação: livros sobre a história natural da toupeira, vinte livros diversos da editora Penguin por achar que seria bom se os pinguins formassem uma colônia. Uma vez acho que furtei uma blusa por não conseguir esperar mais um minuto pela mulher parada na minha frente na fila. Ou talvez só tenha pensado em furtar uma loja, não me lembro, eu estava totalmente confusa. Imagino que devo ter gastado muito mais do que 30 mil dólares durante meus dois grandes surtos maníacos, e só Deus sabe quanto mais nas minhas frequentes crises mais brandas.

Mas quando você volta ao lítio e gira no planeta no mesmo ritmo que todo mundo, descobre que seu crédito foi dizimado e se sente totalmente mortificada: a mania não é um luxo que se possa manter facilmente. Já é devastador ter a doença e o agravante de precisar comprar os medicamentos, pagar os exames de sangue e a psicoterapia. Mas pelo menos isso é parcialmente dedutível. Mas o dinheiro gasto durante uma crise maníaca não se encaixa no conceito da Receita Federal de despesas médicas ou perda nos negócios. Então, depois da crise, quando a gente se sente mais deprimida, percebe outra excelente razão para ficar ainda mais deprimida.

O doutorado em economia por Harvard não preparou de forma alguma meu irmão para a confusão financeira que via no chão à sua frente. Havia pilhas de faturas de cartões de crédito, pilhas de avisos de saldos negativos do meu banco e notas fiscais duplicadas e triplicadas de todas as lojas a que havia ido recentemente. Em uma pilha separada, mais sinistra, estavam as cartas ameaçadoras das agências de cobrança. O impacto visual caótico na sala refletia a coleção desordenada e amalucada de lóbulos eletrificados que poucas semanas antes constituíam meu cérebro maníaco. Agora, medicada e deprimida, eu examinava obsessivamente os resquícios da minha irresponsabilidade fiscal. Era como fazer uma escavação arqueológica em camadas geológicas anteriores da mente. Havia a conta de um taxidermista em The Plains, na Virgínia, por exemplo, de uma raposa empalhada que por algum motivo achei que precisava de qualquer maneira. Durante toda a minha vida, eu adorei animais, a certa altura quis até ser veterinária: por que diabos eu teria comprado um bicho morto? Eu adorava raposas e as admirava desde que me lembrava; eram animais velozes, inteligentes e bonitos: como podia ter contribuído tão diretamente para matar uma delas? Fiquei chocada com a natureza horrível da minha compra, enojada comigo mesma e incapaz de imaginar o que faria com a raposa quando ela chegasse.

Tentando me distrair, comecei a remexer nas faturas de cartões de crédito. Próximo ao topo da pilha estava a conta da farmácia em que eu tinha comprado meus kits contra picadas de cobra. O farmacêutico, que tinha preenchido minha primeira receita de lítio, sorriu com conhecimento de causa ao processar meus kits para picadas de cobra e outras compras absurdas, inúteis e bizarras. Eu sabia o que ele estava pensando e, na benevolência de meu humor expansivo, pude apreciar o humor da situação. Mas, ao contrário de mim, ele parecia ignorar totalmente o problema de risco de vida criado pelas cascavéis no vale de San Fernando. Deus tinha me escolhido, e parece que *só a mim*, para alertar o mundo sobre a proliferação incontrolável de serpentes assassinas na Terra Prometida. Ou assim pensava eu nos meus meandros delirantes. Do meu jeito, ao comprar todo o estoque de kits contra picada de cobra da drogaria, eu estava fazendo tudo que podia para proteger a mim mesma e aqueles de que gostava. No meio das minhas correrias enlouquecidas para cima e para baixo nos corredores da drogaria, também bolei um plano para avisar o *Los Angeles Times* sobre esse perigo. Mas estava muito maníaca para articular meus pensamentos num plano coerente.

Meu irmão, parecendo ter lido os meus pensamentos, entrou na sala com uma garrafa de champanhe e uma bandeja com taças. Disse que imaginou que nós precisaríamos da champanhe, pois aquele negócio poderia ser um "pouco desagradável". Meu irmão não gosta de exageros. Também não é de torcer as mãos e ranger os dentes. Ao contrário, é um homem justo e prático, generoso e alguém que, em virtude de sua autoconfiança, tende a inspirar confiança nos outros. Em todas essas coisas, ele é muito parecido com a nossa mãe. No período de separação de meus pais e do subsequente divórcio, ele me botou embaixo das asas, protegendo-me o máximo que pôde das mágoas da vida e dos meus próprios humores turbulentos. Desde então, suas asas continuaram disponíveis e confiáveis. Quando entrei na faculdade, durante minha pós-graduação e quando comecei a trabalhar — na verdade, ainda até hoje —, sempre que precisava de um alívio da dor ou das incertezas, ou apenas fugir de uma situação, eu recebia uma passagem de avião pelo correio, com uma nota sugerindo que me encontrasse com ele em algum local como Boston ou Nova York, Colorado ou São Francisco. Em geral, ele vai a um desses lugares para dar uma palestra, prestar alguma consultoria ou tirar alguns dias de folga do trabalho; eu me encontro com ele no saguão de algum hotel ou outro, ou em algum restaurante chique, feliz em vê-lo — alto, bonito, bem-vestido — andando depressa pelo quarto. Não importa qual seja meu humor ou meu problema, ele sempre consegue me fazer sentir que está feliz em me ver. E todas as vezes em que fui morar no exterior — primeiro na Escócia como estudante de graduação, depois na Inglaterra como estudante de pós-graduação e mais duas vezes em Londres em licença sabática da Universidade da Califórnia —, sempre sabia que seria uma questão de semanas até ele chegar para verificar onde eu estava morando, o que estava fazendo, me levar para jantar e sugerir que fôssemos juntos fuçar a Hatchards ou a Dillon ou alguma outra livraria.

Depois da minha primeira crise maníaca grave, ele me botou mais ainda sob as asas. Deixou inequivocamente claro que, se eu precisasse, não importa onde estivesse, ele chegaria no próximo avião.

Nunca fez nenhum julgamento sobre minhas compras totalmente irracionais; ou, se fez, pelo menos nunca os fez para mim. Graças a um empréstimo pessoal da cooperativa de crédito do Banco Mundial, onde ele trabalhava como economista, nós pudemos assinar cheques para cobrir todas as contas em aberto. Lentamente, durante um período de muitos anos, consegui pagar a ele o que devia. Mais precisamente, consegui pagar o dinheiro que devia. Nunca poderei retribuir o amor, a bondade e a compreensão.

Continuei a viver minha vida num ritmo assustador. Trabalhava um número de horas ridículo e quase não dormia. Quando voltava para casa à noite, era para um lugar cada vez mais caótico: livros, muitos recém-adquiridos, espalhados por toda parte. Roupas empilhadas em todos os cômodos, pacotes desembrulhados e sacolas de compras vazias até onde a vista alcançava. Meu apartamento parecia ter sido habitado e depois abandonado por uma colônia de toupeiras. Também havia centenas de pedaços de papel; amontoados no tampo da minha mesa e nos balcões da cozinha, formando seus próprios montinhos no chão. Um continha um poema incoerente e desconexo; eu o encontrei semanas depois na minha geladeira, aparentemente acionado por minha coleção de especiarias, que, desnecessário dizer, tinha crescido aos trancos e barrancos durante minha crise. Eu o intitulei, por razões que tenho certeza faziam sentido na época, de "Deus é um herbívoro". Havia muitos desses poemas e fragmentos, e por toda parte. Semanas depois de finalmente ter limpado meu apartamento, ainda encontrava pedaços e pedaços de papel — cheios de textos até as bordas — em lugares inimaginavelmente improváveis.

Minha percepção e consciência de sons em geral e música em particular eram intensas. Notas individuais de uma trompa, de um oboé ou violoncelo se tornavam primorosamente pungentes. Ouvia cada nota por si só, todas as notas juntas, e depois cada uma com uma clareza e uma beleza penetrantes. Eu me sentia como se estivesse no fosso da orquestra; em pouco tempo a intensidade e a tristeza da música clássica se tornaram insuportáveis para mim. Ficava impaciente com o ritmo, bem como dominada pela emoção. Mudei abruptamente para o rock, peguei meus álbuns dos Rolling Stones e tocava o mais alto possível. Ouvia faixa por faixa, álbum por álbum, combinando o humor com a música, a música com o humor. Logo meus cômodos ficaram ainda mais lotados de álbuns, fitas e capas de discos enquanto eu continuava meu caminho em busca do som perfeito. O caos na minha mente começou a espelhar o caos dos meus aposentos; não conseguia mais processar o que estava ouvindo; fiquei confusa, com medo e desorientada. Não conseguia ouvir mais do que alguns minutos de qualquer peça musical específica; meu comportamento era frenético, e minha mente mais ainda.

Lentamente, a escuridão começou a se insinuar em minha mente, e em pouco tempo eu estava desesperada e fora de controle. Não conseguia seguir o caminho dos meus pensamentos. As sentenças voavam pela minha cabeça e se fragmentavam, primeiro em frases e depois em palavras; finalmente, só restaram os sons. Uma noite eu fiquei no meio da minha sala de estar olhando para um pôr do sol vermelho sangue se espalhando no horizonte do Pacífico. De repente, senti uma estranha sensação de luz atrás dos olhos e quase de imediato vi uma enorme centrífuga preta dentro da minha cabeça. Vi uma figura alta com um vestido de noite até o chão se aproximando da centrífuga com um tubo de vidro de sangue do tamanho de um vaso na mão. Quando a figura se virou, fiquei horrorizada ao ver que era eu, e que meu vestido, o xale e as luvas de cano longo estavam ensanguentados. Fiquei olhando a figura colocar cuidadosamente o tubo de sangue num dos orifícios da prateleira da centrífuga, fechar a tampa e apertar um botão na frente da máquina. A centrífuga começou a girar.

Em seguida, para meu horror, a imagem dentro da minha cabeça agora estava totalmente do lado de fora. Fiquei paralisada de medo. O giro da centrífuga e o barulho do tubo de vidro no metal se tornaram cada vez mais altos, e a máquina se estilhaçou em mil pedaços. Havia sangue por toda a parte. Respingado nas vidraças, nas paredes e nos quadros, empapando os tapetes. Olhei para o mar e vi que o sangue na janela tinha se fundido com o pôr do sol; eu não sabia dizer onde terminava um e onde começava o outro. Gritei a plenos pulmões. Não conseguia desviar a atenção da visão do sangue e dos ecos do tilintar da máquina que girava cada vez mais rápido. Meus pensamentos não só giravam num turbilhão, eles se transformaram numa terrível fantasmagoria, uma visão apropriada, porém aterrorizante, de toda uma vida e uma mente fora de controle. Gritei muitas vezes mais. Aos poucos a alucinação amainou. Telefonei para um colega pedindo ajuda, me servi de uma grande dose de uísque e fiquei esperando a chegada dele.

Felizmente, antes que minha mania se tornasse muito pública, esse colega — um homem com quem namorei enquanto me separava do meu marido e que me conhecia e entendia muito bem — se dispôs a encarar minha crise e os meus delírios. Ele me confrontou com a necessidade de tomar lítio, o que não foi uma tarefa agradável — eu estava extremamente agitada, paranoica e fisicamente violenta —, mas que ele executou com habilidade, elegância e compreensão. Foi muito delicado, porém insistente, quando me disse que achava que eu tinha um transtorno maníaco-depressivo e me convenceu a marcar uma consulta com um psiquiatra. Juntos, pesquisamos tudo o que conseguimos encontrar sobre o que havia sido escrito sobre a doença; lemos o máximo que pudemos absorver e depois passamos para o que se sabia sobre o tratamento. O lítio só tinha sido aprovado pela Food and Drug Administration para uso em casos de mania quatro anos antes, em 1970, e ainda não era amplamente utilizado na Califórnia. Ficou claro pela leitura dos textos médicos, no entanto, que o lítio era a única droga com boas chances de funcionar para mim. Ele me receitou lítio e outros medicamentos antipsicóticos por um curto período, em caráter emergencial, apenas o tempo suficiente para me ajudar até minha primeira consulta ao psiquiatra. Prescreveu o número correto de comprimidos para tomar todas as manhãs e noites e passou horas conversando com a minha família sobre a minha doença e como eles poderiam lidar com isso da melhor maneira. Coletou meu sangue para medir os níveis de lítio e fez um prognóstico animador quanto à minha recuperação. Também insistiu que eu me afastasse do trabalho por um breve período, o que acabou me salvando de perder meu emprego e minhas prerrogativas clínicas, e providenciou para eu ser tratada em casa quando ele não pudesse estar presente.

Eu me senti infinitamente pior e mais perigosamente deprimida, nesse primeiro episódio maníaco, do que em meio às minhas piores depressões. Na verdade, a coisa mais horrível que aconteceu em toda a minha vida — caracterizada por altos e baixos caóticos — foi a primeira vez que me senti uma maníaca psicótica. Já tinha passado por crises leves muitas vezes, mas nunca foram experiências assustadoras — extasiantes, na melhor das hipóteses, desconcertantes, na pior. Aprendi a me acomodar muito bem com elas. Desenvolvi mecanismos de autocontrole para conter as gargalhadas inadequadas e estabelecer limites rígidos para minha irritabilidade. Evitava situações que poderiam engripar ou perturbar minha fiação hipersensível e aprendi a fingir que estava prestando atenção ou seguindo um argumento lógico enquanto minha mente caçava coelhos em mil direções. Meu trabalho e minha vida profissional fluíram. Mas, em nenhum momento, essas crises, minha criação, meu intelecto ou meu caráter me prepararam para a insanidade.

Apesar de estar desenvolvendo esse estado há semanas, e de claramente saber que algo estava seriamente errado, houve um ponto bem definido em que eu soube que estava louca. Meus pensamentos ficaram tão rápidos que no meio de uma frase eu não conseguia me lembrar do início. Fragmentos de ideias, imagens, frases corriam ao redor da minha mente como tigres de uma história infantil. Finalmente, assim como esses tigres, eles se tornavam piscinas derretidas sem sentido. Tudo que me era familiar deixou de sê-lo. Eu queria desesperadamente diminuir o ritmo, mas não conseguia. Nada ajudava — nem correr em torno de um estacionamento por horas a fio ou nadar quilômetros. Meu nível de energia não era afetado por nada que fizesse. Sexo se tornou intenso demais para ser um prazer e, durante o ato, eu sentia a mente envolta por linhas obscuras de luz que me deixavam apavorada. Minhas ilusões se concentravam nas mortes lentas e dolorosas de todas as plantas do mundo — videira por videira, caule por caule, folha por folha, todas morriam, e eu nada podia fazer para salvá-las. Seus gritos eram cacofônicos. Cada vez mais, todas as minhas imagens eram funestas e deteriorantes.

A certa altura, decidi que se minha mente — com a qual ganhava a vida e cuja estabilidade assumi por tantos anos — não parasse de correr e voltasse a funcionar normalmente, eu iria me matar pulando de um prédio de doze andares perto de onde morava. Eu me dei 24 horas. Mas, é claro, não tinha noção do tempo, e um milhão de outros pensamentos — magníficos e mórbidos — se entreteciam e passavam correndo.

Dias intermináveis e aterrorizantes de drogas intermináveis e aterrorizantes — Amplictil, lítio, Valium e barbitúricos — enfim fizeram efeito. Comecei a sentir minha mente sendo controlada, desacelerada e colocada em tempo de espera. Mas muito tempo se passou até eu voltar a reconhecer minha mente, e muito mais tempo até confiar nela.

Conheci o homem que se tornaria meu psiquiatra quando ele era residente-chefe do Instituto Neuropsiquiátrico da UCLA. Alto, bonito e de opiniões convictas, ele tinha uma mente firme e ardilosa, raciocínio rápido e uma risada fácil que suavizava sua impressionante presença. Era severo, disciplinado, sabia o que estava fazendo e gostava muito do que fazia. Realmente adorava ser médico e era excelente professor. Durante meu ano como estagiária de psicologia clínica pré-doutorado, ele foi designado para supervisionar meu trabalho clínico no serviço de internação de adultos. Acabou por ser uma ilha de pensamento racional, diagnósticos rigorosos e compaixão numa ala em que prevaleciam egos frágeis e especulações enfadonhas sobre conflitos intrapsíquicos e sexuais. Embora fosse inflexível quanto à importância de tratamentos precoces e medicinalmente agressivos para pacientes psicóticos, também tinha uma convicção genuína no mérito da psicoterapia para conseguir a cura e mudanças duradouras. A generosidade dele com os pacientes, combinada com um conhecimento profundo de medicina, de psiquiatria e da natureza humana me impressionaram muito. Quando fiquei violentamente maníaca, pouco depois de começar a lecionar na UCLA, ele era o único em quem confiava minha mente e minha vida. Sabia intuitivamente que era mais fácil nevar no inferno do que conseguir despistá-lo, enganá-lo ou levá-lo na lábia. No meio daquela total confusão, foi uma decisão incrivelmente lúcida e sadia.

Quando marquei minha primeira consulta, não só eu estava muito doente, como também apavorada e tremendamente envergonhada. Nunca tinha consultado um psiquiatra ou psicólogo. Mas não havia escolha. Eu tinha perdido totalmente o juízo; se não buscasse a ajuda de um profissional, era muito provável que perdesse o emprego, meu já precário casamento e também minha vida. Fui de carro do meu escritório na UCLA até o consultório em San Fernando Valley; era começo da noite no sul da Califórnia, normalmente um momento adorável do dia, mas eu tremia de medo — pela primeira vez na vida. Tinha medo do que ele poderia me dizer e medo do que ele poderia não ser capaz de me dizer. Pela primeira vez, não conseguia imaginar como passar incólume pela situação em que me encontrava e não sabia se existia alguma coisa que pudesse me fazer sentir melhor.

Subi de elevador e andei por um longo corredor até uma sala de espera. Dois outros pacientes aguardavam, cada um o seu médico, o que só aumentou minha sensação de indignação e vergonha com a troca de papéis — parte do desenvolvimento do caráter, sem dúvida, mas eu estava começando a me sentir cansada de todas as oportunidades de desenvolver caráter em detrimento de paz, previsibilidade e uma vida normal. Talvez, se não estivesse tão vulnerável na época, nada disso teria muita importância. Mas eu estava confusa e assustada e terrivelmente abalada em todas as noções sobre mim mesma; minha autoconfiança, que fora parte inerente de todos os aspectos da minha vida desde que me lembrava, tinha tirado umas longas e inquietantes férias.

Vi na parede oposta da sala de espera uma série de botões acesos e apagados. Claro que deveria apertar um deles; isso, por sua vez, informaria o meu psiquiatra que eu tinha chegado. Senti-me como um grande ratinho branco apertando uma alavanca com a pata para ganhar comida. Era um sistema estranhamente degradante, embora funcional. Tive uma forte sensação de que estar do outro lado da mesa não ia combinar muito comigo.

Meu psiquiatra abriu a porta e, depois de me dar uma boa olhada, me fez sentar e disse alguma coisa reconfortante. Esqueci completamente o que foi — e tenho certeza de que foi mais o jeito de ele dizer do que realmente as palavras —, mas lentamente, uma luzinha bem pequenina penetrou na minha mente escura e assustada. Quase não lembro de nada do que falei na minha primeira sessão, mas sei que estava balbuciante, nervosa e confusa. Ele ficou lá sentado me ouvindo por uma eternidade, me pareceu, com seu 1,90 metro estendido da cadeira até o chão, cruzando e descruzando as pernas, as mãos grandes se tocando pela ponta dos dedos — e depois começou a me fazer perguntas.

Quantas horas eu estava dormindo? Tinha algum problema para me concentrar? Andava mais falante do que o normal? Falando mais depressa do que o normal? Alguém tinha me pedido para desacelerar ou dito que não conseguia entender o que eu estava falando? Sentia alguma pressão para falar constantemente? Vinha me sentindo mais enérgica do que o normal? Havia pessoas me dizendo que tinham dificuldade para me acompanhar? Andava mais envolvida em atividades do que o habitual ou tocando mais projetos? Meus pensamentos estavam tão acelerados que era difícil para mim acompanhá-los? Andava fisicamente mais inquieta ou agitada do que o usual? Mais sexualmente ativa? Gastando mais dinheiro? Agindo impulsivamente? Mais irritadiça ou nervosa do que o normal? Achava que tinha poderes ou talentos especiais? Tinha visões ou ouvia vozes que outras pessoas provavelmente não viam ou ouviam? Tinha sentido sensações estranhas no corpo? Já havia tido alguns desses sintomas antes na vida? Alguém da minha família tinha problemas semelhantes?

Percebi que estava na ponta receptora de um minucioso exame e histórico psiquiátrico; as perguntas me eram conhecidas, eu as tinha feito a outras pessoas centenas de vezes, mas achei enervante ter que respondê-las, enervante por não saber onde tudo aquilo iria dar e enervante perceber como era confuso ser um paciente. Respondi sim praticamente a todas as perguntas, inclusive a uma longa série de questões adicionais sobre depressão, e de repente me senti nutrindo um novo respeito por psiquiatria e profissionalismo.

Gradualmente, a experiência dele como médico e sua autoconfiança como pessoa começaram a fazer efeito, da mesma forma como os medicamentos gradualmente começam a controlar e acalmar o turbilhão da mania. Ele deixou inequivocamente claro que achava que eu sofria de transtorno maníaco-depressivo e que precisaria tomar lítio, provavelmente por tempo indeterminado. A ideia foi muito assustadora — sabia-se muito menos na época do que se sabe atualmente sobre a doença e seus prognósticos —, mas assim mesmo me senti aliviada: aliviada por ouvir um diagnóstico que no fundo eu já sabia ser verdadeiro. Ainda assim, argumentei com o que ele me disse. Ele ouviu pacientemente. Ouviu todas as minhas explicações convolutas e alternativas para o meu colapso nervoso —o estresse de um casamento estressado, o estresse do emprego em psiquiatria, o estresse do excesso de trabalho — e continuou firme no diagnóstico e nas recomendações de tratamento. Senti-me tremendamente descontente, mas de alguma maneira muito aliviada. E o respeitei muito pela clareza de pensamento, notável solidariedade e ausência de hesitação em comunicar as más notícias.

Durante os muitos anos que se seguiram, exceto quando estava morando na Inglaterra, eu o via pelo menos uma vez por semana; quando me sentia extremamente deprimida ou suicida, eu o via com mais frequência. Ele me manteve viva mais de mil vezes. Cuidou de mim em fases de loucura, desespero, relações amorosas terríveis e maravilhosas, triunfos e decepções, recorrências da doença, uma tentativa de suicídio quase fatal, a morte de um homem que eu amava muito e os enormes prazeres e reveses da minha vida profissional — em suma, ele me tratou do começo ao fim de praticamente todos os aspectos da minha vida psicológica e emocional. Era muito direto, mas também muito delicado, e, mesmo entendendo mais que qualquer um o quanto eu sentia estar perdendo ao tomar os medicamentos — em energia, vivacidade e originalidade —, ele nunca se permitiu perder de vista a perspectiva geral do quanto minha doença era prejudicial, danosa e um perigo para minha vida. Sentia-se à vontade com a ambiguidade, confortável com a complexidade e era capaz de ser decisivo em meio ao caos e às incertezas. Tratava-me com respeito, com muito profissionalismo, argúcia e uma inabalável fé na minha capacidade de ficar bem, competir e realizar alguma coisa.

Embora eu o tenha procurado para ser tratada de uma doença, ele me ensinou, por exemplo, em relação aos meus próprios pacientes, a total interdependência entre o cérebro e a mente e a mente e o cérebro. Meu temperamento, meus humores e a doença afetavam de modo claro e profundo a relação que eu tinha com os outros e a tessitura do meu trabalho. Mas meus humores eram em si fortemente moldados pelas minhas relações e pelo trabalho. O desafio era aprender a entender a complexidade dessa interligação mútua e aprender a distinguir os papéis do lítio, da vontade e do entendimento para estar bem e levar uma vida com sentido. Foram a tarefa e a dádiva da psicoterapia.

A esta altura da minha vida, não consigo imaginar ter uma existência normal sem tomar lítio e sem os benefícios da psicoterapia. O lítio evita minhas sedutoras, porém desastrosas, euforias, diminui minhas depressões, desfaz os nós e limpa as teias de aranha do meu pensamento desordenado, me desacelera, me deixa mais calma, impede que eu arruíne minha carreira e meus relacionamentos, me isenta de internações, me mantém viva e torna a psicoterapia possível. Mas, de maneira inefável, a psicoterapia cura. Dá algum sentido à confusão, restringe pensamentos e sentimentos aterrorizantes, confere algum controle e esperança e a possibilidade de aprender com tudo isso. Pílulas não podem e não acomodam alguém de volta à realidade; só recuperam alguém que está caindo de cabeça, afundando e mais acelerado do que às vezes se pode aguentar. A psicoterapia é um santuário; é um campo de batalha; é um lugar onde já me senti psicótica, neurótica, exultante, confusa e inacreditavelmente desesperada. Mas é sempre onde acreditei — ou aprendi a acreditar — que algum dia vou poder ser capaz de lidar com tudo isso.

Nenhuma pílula me ajuda a lidar com o problema de não querer tomar pílulas; da mesma forma, só a psicoterapia não pode evitar minhas manias e depressões. Eu preciso das duas coisas. É uma coisa estranha, depender de pílulas para viver, controlar as próprias idiossincrasias e as tenacidades, e essa relação singular, estranha e extremamente profunda chamada psicoterapia.

Mas o fato de eu dever minha vida às pílulas não foi óbvio para mim por um longo tempo; minha falta de julgamento sobre a necessidade de tomar lítio se mostrou extremamente custosa.

Saudades de Saturno

Pessoas enlouquecem de maneiras idiossincráticas. Talvez não devesse surpreender que, como filha de um meteorologista, eu me visse, naquela gloriosa ilusão dos dias de alto verão, planando, voando, de vez em quando passando por bancos de nuvens de cristais de gelo. Até hoje, consigo imaginar com minha mente bastante peculiar um extraordinário estremecimento e mudança de luz; cores inconstantes, porém arrebatadoras, espraiadas por quilômetros de anéis circulares; e as quase imperceptíveis, às vezes surpreendentemente pálidas, luas desse planeta que parece uma roda de Catarina. Lembro-me de cantar "Fly Me to the Moon" enquanto passava pelos anéis de Saturno e me achando tremendamente engraçada. Via e vivenciava o que eram apenas sonhos, ou fragmentos inerentes de aspiração.

Era real? Bem, é claro que não, não em qualquer verdadeiro sentido da palavra "real". Mas permaneceu comigo? Totalmente. Muito tempo depois de minha psicose desanuviar e de os medicamentos fazerem efeito, tornou-se parte do que alguém se lembra para sempre, envolvido por uma melancolia quase proustiana. Desde aquela viagem prolongada da minha mente e minha alma, Saturno e seus anéis de gelo assumiram uma beleza elegíaca, e até hoje não consigo ver uma imagem de Saturno sem sentir uma tristeza aguda por estar tão longe de mim, tão inalcançável sob vários aspectos. A intensidade, a glória e a absoluta certeza das minhas viagens mentais tornaram muito difícil acreditar, quando melhorei, que eu deveria abandonar a doença no passado. Apesar de ser clínica e cientista, e apesar de ter acesso à literatura de pesquisas e ver as consequências inevitáveis e funestas de não tomar lítio, durante muitos anos depois do meu diagnóstico inicial continuei a relutar em tomar meus medicamentos como prescritos. Por que tanta relutância? Por que foi necessário passar por outros episódios de mania, seguidos por longas depressões suicidas, para eu considerar o lítio de uma forma mais sensata?

Parte da minha relutância, sem dúvida, devia-se a uma negação fundamental de eu realmente ter uma doença. É uma reação comum que se segue, de forma bem contraintuitiva, na sequência de crises do transtorno maníaco-depressivo. Os humores são uma parte tão essencial da substância da vida, da própria noção de si mesma, que até extremos psicóticos em humores e comportamentos podem de alguma forma ser vistos como reações temporárias, até compreensíveis ao que a vida nos apresentou. No meu caso, eu tinha uma terrível sensação de perda de quem fora e de onde estivera. Era difícil abrir mão dos altos voos da mente e do humor, ainda que a depressão que inevitavelmente se seguia quase me custasse a vida.

Minha família e meus amigos esperavam que eu gostasse de ter uma vida "normal", que me sentisse grata ao lítio e assimilasse o ritmo de dormir bem e ter uma energia normal. Mas quando se tem as estrelas aos seus pés e os anéis de planetas nas mãos, acostuma-se a dormir só quatro ou cinco horas por noite e agora dormia oito, está habituada a ficar acordada a noite toda por dias e semanas seguidos e agora não consegue mais isso, é uma difícil adaptação adotar uma rotina de trabalho cotidiana que, embora confortável para muita gente, parece algo novo, restritivo, menos produtivo e muito menos inebriante. As pessoas costumam dizer, quando reclamo de me sentir menos vivaz, menos enérgica, menos animada: "Bem, agora você é igual a todos nós", pretendendo, entre outras coisas, me dar uma força. Mas eu comparo a mim mesma com meu antigo eu, não com os outros. Não só isso, tendo a comparar meu eu atual com o melhor que já fui, o que era quando me sentia ligeiramente maníaca. Quando sou meu atual eu "normal", estou bem longe de estar no meu auge, mais produtiva, mais intensa, mais extrovertida e efervescente. Em resumo, para mim, é uma rotina difícil de seguir.

E sinto muita saudade de Saturno.

Minha guerra com o lítio teve início não muito depois que passei a tomar o remédio. Comecei a tomar lítio no outono de 1974; mas parei no início da primavera de 1975, contra as recomendações médicas. Assim que minha mania inicial clareou e me recuperei da terrível depressão que se seguiu depois, um exército de razões se reuniu na minha cabeça para formar uma forte linha de resistência contra tomar o medicamento. Algumas das razões eram de natureza psicológica. Outras se relacionavam aos efeitos colaterais que sentia com os altos níveis de lítio exigidos no sangue, ao menos de início, para manter minha doença sob controle. (Em 1974, a prática médica padrão era manter os pacientes com níveis de lítio consideravelmente mais altos do que hoje. Há muitos anos venho tomando uma dose menor de lítio, e praticamente todos os problemas que tive no começo do tratamento desapareceram.) Os efeitos colaterais que senti pelos dez primeiros anos foram muito difíceis de lidar. Numa minoria de pacientes, inclusive em mim mesma, o nível terapêutico do lítio, o nível em que funciona, é perigosamente próximo do nível tóxico.

Nunca houve qualquer dúvida de que o lítio funcionava muito bem para mim — minha forma de transtorno maníaco-depressivo é um caso que consta na literatura médica de aspectos clínicos relacionados a uma boa resposta ao lítio:

minhas manias são grandiosas e expansivas, um forte histórico familiar de transtorno maníaco-depressivo e minhas manias precedem minhas depressões, e não o contrário — mas a droga afetava intensamente minha vida mental. Eu me via em débito com um medicamento que também provocava graves acessos de náusea e vômitos muitas vezes por mês — era comum eu dormir no chão do meu banheiro com a cabeça num travesseiro e coberta por minha bata de lã da St. Andrews —, quando o meu nível de lítio ficava muito alto por conta de mudanças nos níveis de sal, de dietas, de exercícios ou hormonais. Era comum eu passar mal em mais lugares do que prefiro me lembrar, e em situações constrangedoras em locais públicos, de salões de leitura a restaurantes na National Gallery de Londres. (Tudo isso mudou muito para melhor quando passei para um preparado de lítio com liberação prolongada.) Quando me intoxicava demais, começava a tremer, ficava atáctica, subindo pelas paredes e com a língua enrolada; isso resultava não só em várias idas ao pronto-socorro, onde tomava soro intravenoso para contrabalançar a toxicidade, como dava a impressão de ter ingerido drogas ilícitas ou bebido demais, o que era muito mais mortificante.

Uma tarde, depois de uma aula de equitação em Malibu em que caí duas vezes do cavalo no meio do salto, fui parada na estrada pela polícia. Eles me fizeram passar por um impressionante exame neurológico no acostamento — andei numa linha não muito reta, não consegui tocar meu nariz com a ponta dos dedos e tive muita dificuldade para encostar o polegar na ponta dos dedos; só Deus sabe como as pupilas dos meus olhos reagiram quando um dos guardas os iluminou com uma lanterna — e, só depois que mostrei meus frascos de medicamentos, dei o nome e o telefone do meu psiquiatra e concordei em me prestar a qualquer exame de sangue que eles quisessem fazer, eles acreditaram que eu não tinha tomado drogas nem estava bêbada.

Não muito depois desse incidente, logo que aprendi a esquiar, eu estava no alto de uma montanha em algum lugar de Utah e não sabia que altitude combinada com rigorosos exercícios pode aumentar os níveis de lítio. Senti-me totalmente desorientada e absolutamente incapaz de fazer meu caminho montanha abaixo. Felizmente, um colega meu que sabia que eu tomava lítio e também era especialista em seus usos medicinais, ficou preocupado quando eu não o encontrei na hora que havíamos combinado. Logo concluiu que eu deveria estar intoxicada, mandou uma patrulha atrás de mim, e eu desci a montanha em segurança, ainda que mais na horizontal do que gostaria.

Náuseas, vômitos e uma ocasional intoxicação, apesar de às vezes irritantes e constrangedoras, eram muito menos importantes para mim do que o efeito do lítio na minha capacidade de leitura, de entender e me lembrar do que lia. Em raras ocasiões, o lítio causa problemas de acomodação visual, que podem, por sua vez, levar a uma forma de visão embaçada. Também prejudica o ciclo de concentração e atenção e afeta a memória. A leitura, que sempre esteve no cerne da minha existência intelectual e emocional, de repente ficou fora do meu alcance. Eu estava acostumada a ler três ou quatro livros por semana; agora isso era impossível. Passei mais de dez anos sem conseguir ler um bom livro de literatura ou não ficção do começo ao fim. A frustração e a dor resultantes eram incomensuráveis. Eu jogava livros contra a parede numa fúria cega e arremessava periódicos médicos no meu escritório em acessos de raiva. Conseguia ler melhor artigos científicos do que livros, por serem mais curtos, mas com grande dificuldade, e precisava ler as mesmas linhas várias vezes e fazer longas anotações para compreender seu significado. Mesmo assim, o que eu lia saía da minha cabeça como a neve derrete no asfalto quente.

Comecei a bordar para me distrair e fiz incontáveis almofadas e telas numa tentativa fútil de preencher as horas que antes passava lendo.

A poesia, graças a Deus, continuou ao meu alcance, e como eu sempre adorei poesia, agora me envolvia com uma paixão difícil de descrever. Descobri que livros infantis, que além de serem mais curtos do que os escritos para adultos, tinham letras maiores, eram relativamente acessíveis para mim, e li e reli os clássicos da literatura infantil — *Peter Pan*, *Mary Poppins*, *A Teia de Charlotte*, *As Aventuras de Huckleberry Finn*, os livros de Oz, *A História do Doutor Dolittle* — livros que outrora, tantos anos atrás, descortinaram mundos inesquecíveis para mim. Agora eles me davam uma segunda chance, uma segunda lufada de prazer e beleza. Mas de todos os livros infantis, ao que eu voltei com mais frequência foi *O Vento nos Salgueiros*. Às vezes, eu me sentia totalmente comovida com a leitura. Uma vez lembro que caí em prantos num trecho específico descrevendo Toupeira e sua casa. Eu não conseguia parar de chorar.

Recentemente, peguei meu exemplar de *O Vento nos Salgueiros* da estante, que ficou fechado desde que recuperei minha capacidade de leitura, e tentei conferir o que tinha provocado aquela reação tão intensa. Depois de uma breve busca, encontrei o trecho que procurava. Toupeira, que estivera fora de sua casa subterrânea por muito tempo explorando o mundo de luz e aventura com seu amigo Rato, está caminhando numa manhã de inverno e de repente, de uma forma intensa, com "uma recordação em dilúvio total", sente o cheiro da própria casa. Desesperado para revisitá-la, luta para convencer Rato a ir com ele:

"Por favor pare, Rato!", rogou o pobre Toupeira, com o coração angustiado. "Você não entende! É a minha casa, minha velha casa! Eu acabo de passar pelo cheiro dela, e é aqui perto, bem perto mesmo. E eu preciso ir até lá, preciso, preciso! Ah, volte aqui, Rato! Por favor, por favor, volte aqui!"

Rato, de início preocupado e relutante em concordar, finalmente faz uma visita à casa do Toupeira. Mais tarde, depois das canções de Natal e com uma caneca de ponche ao fogo, Toupeira reflete sobre o quanto sentiu falta de todas aquelas "coisas amigas que há muito eram inconscientemente parte dele". A essa altura da minha releitura eu me lembrei exatamente, e com uma intensidade visceral, do que senti quando li aquele trecho pouco depois de ter começado a tomar lítio: eu sentia falta da minha casa, da minha mente, da minha vida de livros e "coisas amigas", do meu mundo em que a maioria das coisas estavam em seu lugar e nada de mau poderia entrar e estragar tudo. Agora eu não tinha escolha a não ser viver no mundo fragmentado que minha mente me impunha. Ansiava pelos dias que vivera antes da loucura e do medicamento ter se introduzido em todos os aspectos da minha existência.

Regras para uma aceitação benévola do lítio na sua vida

1. Esvazie o armário de medicamentos antes que os convidados cheguem para jantar ou novos namorados venham passar a noite.
2. Lembre-se de guardar o lítio no lugar no dia seguinte.
3. Não se sinta muito envergonhado por sua falta de coordenação ou incapacidade de praticar bem esportes que antes praticava com facilidade.

4. *Aprenda a rir quando derramar café, por ter uma assinatura titubeante como a de alguém de 80 anos e ser incapaz de demorar menos de dez minutos para colocar abotoaduras.*
5. *Sorria quando as pessoas fizerem piada sobre achar que "precisam tomar lítio".*
6. *Concorde com inteligência e convicção quando seu médico explicar as muitas vantagens do lítio no equilíbrio do caos na sua vida.*
7. *Tenha paciência enquanto espera esse equilíbrio. Muita paciência. Releia o* Livro de Jó. *Continue sendo paciente. Reflita sobre a similaridade entre as frases "ser paciente" e "ser um paciente".*
8. *Tente não se irritar quando não conseguir ler sem se esforçar. Seja filosófica. Mesmo se conseguisse ler, provavelmente você não se lembraria mesmo da maior parte.*
9. *Conforme-se com certa falta de entusiasmo e ritmo que você já teve. Tente pensar em todas as noites eufóricas que já teve. Provavelmente seria melhor não ter tido essas noites.*
10. *Mantenha sempre em perspectiva o quanto você está melhor. Com certeza todo mundo já falou sobre isso e, por mais irritante que seja, provavelmente é verdade.*
11. *Agradeça. Nunca considere parar de tomar o seu lítio.*
12. *Quando você parar, ficar maníaca, deprimida, pode esperar ouvir dois temas básicos de sua família, dos amigos e dos médicos:*
    - *Mas você estava tão melhor, eu não consigo entender.*
    - *Eu disse que isso aconteceria.*
13. *Mantenha o estoque do seu armário de medicamentos.*

Questões psicológicas acabaram se mostrando bem mais importantes do que os efeitos colaterais na minha prolongada resistência ao lítio. Eu simplesmente não queria acreditar que precisava tomar remédios. Tinha me tornado viciada nos meus humores feéricos; fiquei dependente da intensidade, euforia, contagiante capacidade de induzir humores animados e entusiasmar os outros. Como jogadores que sacrificam qualquer coisa pelo momento passageiro, porém extasiante, de ganhar, ou viciados em cocaína que sacrificam famílias, carreiras e vidas por breves interlúdios de alta energia e euforia, eu achava meus estados maníacos mais leves intensamente inebriantes e muito produtivos. Não conseguia abrir mão deles. Mais fundamental, realmente acreditava — cortesia de pais voluntariosos, da minha própria teimosia e de uma criação militar Wasp — que eu deveria ser capaz de lidar com quaisquer dificuldades que encontrasse no caminho sem me apoiar em muletas como medicamentos.

E não era a única a pensar assim. Quando fiquei doente, minha irmã insistiu que eu não deveria tomar lítio e ficou aborrecida quando resolvi tomar. Numa estranha reversão à formação puritana, ela se opôs, deixou claro que achava que eu deveria "administrar as causas" das minhas manias e depressões e que minha alma definharia se preferisse anestesiar a intensidade e a dor das minhas experiências com medicamentos. A combinação de seus humores cada vez piores com a perigosa sedução de suas opiniões sobre medicamentos tornou muito difícil manter minha relação com ela. Certa noite, agora muitos anos atrás, ela me acusou de "capitular ante a medicina organizada" ao "usar o lítio contra os meus sentimentos". Minha personalidade, explicou, tinha ressecado, meu fogo estava se apagando, e eu era só uma casca do que já fora. Isso tocou num nervo exposto meu, como imagino que ela sabia que faria, mas simplesmente enfureceu o homem com quem eu estava saindo na época. Ele já tinha me visto muito doente e não via nada de valor em preservar tal insanidade. Tentou amenizar a situação com humor — "Talvez sua irmã seja só uma casca do que já foi", falou, "mas a casca dela é muito para minha cabeça" — mas minha irmã me abandonou pouco depois dele, deixando-me doente por dentro e mais uma vez em dúvida sobre minha decisão de tomar lítio.

Eu não podia me dar ao luxo de estar tão próxima de alguém que representava, como ela, as tentações que habitavam a minha mente não medicada; a voz da minha criação, que dizia ser preciso sempre lidar com as coisas sozinha; a tentação de recapturar euforias e humores perdidos. Estava começando a entender, mas *só começando*, que não só minha mente, como também minha vida estava em jogo. Mas eu não tinha sido criada de forma a me render sem lutar. Realmente acreditava em todas as coisas que tinha aprendido sobre "administrar as causas", depender de mim mesma e não envolver os outros nos meus problemas. Porém, analisando retrospectivamente as ruínas provocadas por esse tipo de burrice e orgulho cegos, agora eu me pergunto: no que diabos eu poderia estar pensando? Eu também tinha aprendido a pensar por mim mesma: por que então não questionar essas noções rígidas e irrelevantes de autoconfiança? Por que não ver o quanto minha impetuosidade era absurda?

Alguns meses atrás, eu pedi ao meu psiquiatra uma cópia do meu prontuário médico. Ler aqueles relatórios foi uma experiência desconcertante. Em março de 1975, seis meses depois de ter começado, eu parei de tomar lítio. Em poucas semanas, tive surtos maníacos e depois fiquei seriamente deprimida. Mais tarde naquele ano, eu voltei a tomar meu lítio. Enquanto continuava a ler as anotações do meu médico sobre aquele período, fiquei atônita com a recorrência dos padrões:

17-7-75 Paciente selecionada a voltar ao lítio por causa da gravidade de seus episódios depressivos. Começar com lítio 300 mg. Duas vezes ao dia.

25-7-75 Vômitos.

5-8-75 Tolerância ao lítio. Sentindo-se deprimida ao perceber que é mais hipomaníaca do que julgava.

30-9-75 Paciente parou com lítio de novo. Muito importante, ela diz, provar que pode lidar com estresse sem ele.

10-2-76 Insiste em não tomar lítio. Já hipomaníaca. Paciente sabe bem disso.

10-7-76 Paciente voltou ao lítio por causa de aumento da irritabilidade, insônia e falta de capacidade de concentração.

Parte da minha teimosia pode ser atribuída à natureza humana. É difícil para qualquer um com alguma doença, crônica ou aguda, tomar os medicamentos exatamente como receitados. Quando os sintomas da doença amainam ou passam, torna-se ainda mais difícil. No meu caso, assim que eu voltava a me sentir melhor, não tinha nem vontade nem incentivo para continuar tomando o meu medicamento. Eu já não queria tomar de qualquer jeito; era difícil para mim me acostumar aos efeitos colaterais; sentia falta das minhas euforias; e, assim que me sentia normal de novo, era muito fácil para mim negar que tinha uma doença que voltaria. De alguma forma, eu me convencia de que era uma exceção na extensa literatura de pesquisa, que mostrava claramente não só que o transtorno maníaco-depressivo volta, como também costuma voltar de uma forma mais grave e frequente.

Não é que eu achasse que o lítio fosse um remédio ineficaz. Longe disso. As evidências de sua eficácia e segurança eram convincentes. Não só isso, eu sabia que funcionava comigo. Não tinha nenhum argumento moral contra medicamentos psiquiátricos. Pelo contrário. Não tinha, não tenho, nenhuma tolerância com indivíduos — em especial, psiquiatras e psicólogos — que se opõem a usar medicamentos para transtornos psiquiátricos; esses clínicos gerais que por alguma razão fazem distinção entre as condições e o tratamento de "doenças médicas", como linfoma de Hodgkin ou câncer de mama, e transtornos psiquiátricos como depressão, maníaco-depressão ou esquizofrenia. Acredito, sem a menor dúvida, que o transtorno maníaco-depressivo é uma doença médica; também acredito que, com raras exceções, é má prática tratá-la sem medicamentos. Apesar de todas essas convicções, contudo, por alguma razão eu ainda achava que deveria ser capaz de passar sem drogas, que deveria continuar a fazer as coisas por conta própria.

Meu psiquiatra, que levava muito a sério todas essas queixas — escrúpulos existenciais, efeitos colaterais, a questão dos valores na minha formação — nunca titubeou em sua convicção da minha necessidade de tomar lítio. Sempre se recusou, graças a Deus, a se convencer por minha convoluta e apaixonada teia de raciocínios sobre por que eu deveria tentar, só mais uma vez, sobreviver sem tomar medicamentos. Sempre manteve a escolha básica em perspectiva. A questão não era se o lítio era uma droga problemática; não era o fato de eu sentir falta das minhas euforias; não era se tomar o medicamento era ou não coerente com alguma noção idealizada da minha criação familiar. A questão subjacente era se eu poderia optar por usar lítio apenas intermitentemente, e assim possibilitar a reincidência das minhas manias e depressões. A escolha, como ele via — e agora isso é dolorosamente claro para mim — era entre a loucura e a sanidade, entre a vida e a morte. Minhas manias ocorriam com mais frequência e, cada vez mais, estavam se "misturando" em natureza (isto é, meus episódios predominantemente eufóricos, que eu considerava como minhas "manias brandas", tornavam-se cada vez mais sobrepostos com depressões agitadas); minhas depressões estavam ficando muito piores e mais suicidas. Poucos tratamentos médicos, como ele ressaltou, são isentos de efeitos colaterais, e numa comparação geral o lítio causa menos reações adversas do que a maioria dos remédios. Com certeza, era um grande avanço em relação aos tratamentos brutais e ineficientes que o precederam — correntes, sangrias, hidroterapia, asilos e picadores de gelo nos lóbulos — e embora os medicamentos anticonvulsivos agora sejam bem eficazes, e geralmente com poucos efeitos colaterais, para muitas pessoas com transtorno maníaco-depressivo o lítio continua sendo uma droga extremamente eficaz. Eu sabia de tudo isso, só que com menos convicção do que agora.

Na verdade, subjacente a tudo isso, eu tinha um terrível medo secreto de que o lítio pudesse *não* funcionar. E se eu tomasse e continuasse doente assim mesmo? Por outro lado, se não tomasse, não precisaria ver meus piores temores se realizarem. Meu psiquiatra viu logo esse terror na minha alma, e uma breve observação em suas anotações clínicas captaram integralmente esse medo paralisante: *paciente vê medicamento como uma promessa de cura, e um caminho para o suicídio se não funcionar. Ela tem medo de que ao tomar esteja arriscando seu último recurso.*

Anos mais tarde, eu estava no salão de baile de um hotel repleto de mais de mil psiquiatras, muitos deles num frenesi de gula; comida e bebida grátis, por pior que seja a qualidade, têm a capacidade de desmascarar médicos e fazer com que mostrem a cara. Jornalistas e escritores costumam discutir sobre a migração de psiquiatras em agosto, mas em maio existe outro tipo de comportamento de manada — o mês de pico de suicídios, vale notar —, quando 15 mil psicoterapeutas de todas as tendências compareçam ao encontro anual da Associação Americana de Psiquiatria. Eu e vários colegas estávamos lá para falar sobre os recentes avanços na diagnose, na patofisiologia e no tratamento do transtorno maníaco-depressivo. Claro que me sentia contente pela doença que eu tinha atrair tanta gente; era um dos anos em que estava em voga, mas também sabia que era inevitável, em outros anos, que esse papel fosse assumido, de forma intermitente, pelos transtornos obsessivo-compulsivo ou de múltipla personalidade, ou pânico, ou fosse qual fosse o transtorno que capturasse a atenção da área, prometesse algum novo tratamento, tivesse imagens de TEP (tomografia por emissão de pósitrons) mais coloridas, estivesse no centro de algum processo legal particularmente chocante ou dispendioso ou começasse a se tornar mais prontamente reembolsável por companhias de seguro.

Eu estava escalada para falar sobre os aspectos clínicos e psicológicos do tratamento com lítio, por isso, como costumava ser o caso, comecei com a citação de "um paciente com transtorno maníaco-depressivo". Li como se tivesse sido escrito por outra pessoa, mas estava contando minha própria experiência.

O interminável questionamento finalmente terminou. Meu psiquiatra olhou para mim, e não houve incerteza em sua voz: "Transtorno maníaco-depressivo". Admirei sua franqueza. Desejei todos os males possíveis para ele. Em silêncio, incrivelmente furiosa. Sorri amistosamente. Ele retribuiu o sorriso. A guerra estava só começando.

A realidade da situação clínica captou a atenção, pois é raro o psiquiatra que não tenha lidado com a resistência sutil, e não tão sutil, ao tratamento demonstrado por muitos pacientes com transtorno maníaco-depressivo. A frase final, "a guerra estava só começando", provocou gargalhadas. O humor, contudo, estava mais na narrativa do que na vivência. Infelizmente, essa resistência a tomar lítio acontece na vida de dezenas de milhares de pacientes a cada ano. Quase sempre resulta na recorrência do transtorno; não é incomum resultar em tragédia. Eu mesma constataria isso, alguns anos depois de minhas próprias batalhas contra o lítio, em um paciente meu, que se transformou num lembrete doloroso do alto custo desse desafio.

A ala de pronto atendimento da UCLA estava cheia de residentes, estagiários e estudantes de medicina; e também, estranhamente, muito agitada por doenças e morte. As pessoas se movimentavam rapidamente, com o tipo de desenvoltura que a autoconfiança, muita inteligência, uma boa formação e circunstâncias urgentes tendem a criar; e, apesar da triste razão de ter sido chamada ao Pronto Atendimento — um de meus pacientes tinha sido admitido com psicose aguda —, acabei me envolvendo naquele ritmo exaltado e caótico. Logo depois ouvi um grito de gelar o sangue vindo de um dos consultórios — um grito de terror e inegável loucura — e saí em disparada pelo corredor: passei por enfermeiras, um residente ditando anotações para o prontuário de um paciente e um cirurgião residente debruçado sobre uma prancheta com um copo de café numa das mãos, uma pinça hemostática balançando na manga do jaleco verde e um estetoscópio pendurado no pescoço.

Abri a porta da sala onde os gritos começaram e meu coração afundou. A primeira pessoa que vi foi o residente da psiquiatria de plantão, que eu conhecia; ele abriu um sorriso solidário. Depois vi o meu paciente, amarrado a uma maca pelos pés e pelas mãos. Deitado de costas de pernas e braços abertos, com os pulsos e os tornozelos presos por algemas de couro e mais uma tira passando pelo peito. Senti um enjoo no estômago. Apesar de ele estar restrito, senti medo. Um ano antes, esse mesmo paciente tinha me ameaçado com uma faca no pescoço durante uma sessão de psicoterapia no meu consultório. Na ocasião eu chamei a polícia, e ele teve de ser internado contra a vontade numa das alas trancadas do Instituto Neuropsiquiátrico da UCLA. Setenta e duas horas depois, pela sabedoria incrivelmente cega do sistema de Justiça dos Estados Unidos, foi libertado na comunidade. E aos meus cuidados. Notei com certa ironia que os três policiais de guarda ao redor da maca, dois deles com as mãos nas armas, nitidamente consideravam que ele representava uma "ameaça a si mesmo e a outros", mesmo que o juiz não achasse o mesmo.

Ele gritou de novo. Era um som realmente primitivo e assustador, em parte, porque ele próprio estava muito assustado e, em parte, porque era um homem muito alto, muito grande e totalmente psicótico. Pus a mão no ombro dele e senti todo seu corpo tremendo incontrolavelmente. Nunca tinha visto tanto medo nos olhos de alguém, nem uma agitação tão visceral e uma dor tão psicológica. Transtorno delirante se aplica a muitas coisas, e todas são indescritivelmente horríveis. O residente tinha aplicado uma injeção com uma grande dose de um medicamento antipsicótico, mas a droga ainda não havia surtido efeito. O paciente continuava delirante, paranoide, incoerente e sofrendo de alucinações visuais e auditivas. Lembrou-me de filmes que tinha visto de cavalos presos em incêndios, com os olhos esbugalhados de medo e o corpo paralisado de terror. Apertei a mão no ombro dele, sacudi-o delicadamente e falei: "É a dra. Jamison. Você tomou uma dose de Haldol; nós vamos levar você para a enfermaria. Você vai ficar bem". Olhou para mim por um momento. Em seguida deu outro grito. "Você vai ficar bem. Sei que agora você não acredita, mas vai voltar a se sentir bem". Dei uma olhada nos três grossos volumes do seu prontuário médico na mesa ao lado, pensei em suas incontáveis internações e refleti sobre a veracidade das minhas observações.

Que ele iria ficar bem novamente, eu não tinha dúvida. Quanto tempo iria durar era outra questão. O lítio funcionava muito bem no caso dele, mas, assim que as alucinações e o terror abjeto cessavam, ele parava de tomar. Nem eu nem o residente precisamos ver o resultado do nível de lítio no sangue retirado dele ao ser admitido no pronto atendimento. Não haveria lítio nenhum no seu sangue. O resultado foi a crise maníaca. O passo seguinte e inevitável seria a depressão suicida, com o sofrimento e a disjunção inevitáveis da vida dele e dos membros da família. A gravidade de suas depressões era uma imagem no espelho do perigo de suas manias. Em resumo, ele tinha uma forma de transtorno especialmente grave, embora não incomum; o lítio funcionava bem, mas ele não tomava. Sob diversos aspectos, tive a sensação, enquanto estava ao lado dele no pronto atendimento, que todo o tempo, os esforços e a energia emocional que eu e outros investíamos em seu tratamento pouco ou nada adiantavam.

Aos poucos o Haldol começou a fazer efeito. Os gritos pararam, e o esforço frenético para se livrar das amarras esmaeceu. Ele foi ficando cada vez menos assustado e, depois de algum tempo, disse, numa voz lenta e enrolando a língua: "Não saia de perto de mim, dra. Jamison. Por favor, por favor, não saia de perto de mim". Garanti que ficaria ao lado dele até que fosse para a enfermaria. Sabia que eu era a única constante em todas as suas hospitalizações, nos comparecimentos ao tribunal, nas reuniões de família e nas obscuras depressões. Como psicoterapeuta dele há anos, eu conhecia seus sonhos e temores, os relacionamentos esperançosos e depois arruinados, planos grandiosos para o futuro depois estilhaçados. Conhecia sua notável resiliência, coragem pessoal e inteligência; gostava muito dele e o respeitava tremendamente. Mas também me sentia cada vez mais frustrada com as repetidas recusas em tomar o medicamento. Pela minha própria experiência, entendia suas restrições ao lítio, mas só até certo ponto; passado este ponto, achava muito difícil vê-lo enfrentar tantas recorrências previsíveis, dolorosas e desnecessárias da doença.

Nenhum empenho em psicoterapia, orientação, persuasão ou coerção funcionava; nenhum compromisso acordado com a equipe médica e de enfermeiros funcionava; terapia familiar não funcionava; nenhuma conversa sobre hospitalizações, relacionamentos rompidos, desastres financeiros, empregos perdidos, detenções ou o desperdício de uma cabeça boa, criativa e instruída funcionava. Nada em que eu ou qualquer outro pudéssemos pensar funcionava. Ao longo dos anos, pedi a vários colegas para atendê-lo em consultas, mas eles, assim como eu, não encontraram maneiras de chegar até ele, nenhuma fissura na inviolável armadura de suas resistências. Passei horas falando com meu psiquiatra sobre esse paciente, em parte, pelos conselhos clínicos e, em parte, para saber ao certo se minha própria história de parar e recomeçar com o lítio não estava exercendo algum papel inconsciente e desconhecido. Seus acessos de mania e depressão se tornaram mais graves e frequentes. Nunca aconteceu nenhuma surpresa; nunca se materializou um final feliz. Simplesmente não havia nada que a medicina ou a psicologia pudessem fazer para levá-lo a tomar o medicamento tempo suficiente para ficar bem. O lítio funcionava, mas ele não o tomava; nossa relação funcionava, mas não era o bastante. Ele tinha uma terrível doença que acabou custando sua vida — como acontece com dezenas de milhares de pessoas todos os anos. Havia limites no que qualquer um de nós podia fazer por ele, e isso me despedaçava por dentro.

Todos nós nos sentimos desconfortáveis dentro de nossas restrições.

A casa mortuária

Colhi frutos amargos com a minha recusa de tomar lítio numa base regular. A uma efervescente crise de mania psicótica seguia-se inevitavelmente um longo estado de depressão suicida, lacerante e sombrio; isso perdurou por mais de um ano e meio. Do momento em que acordava de manhã até a hora de ir dormir à noite, eu me sentia insuportavelmente infeliz e incapaz de sentir qualquer alegria ou entusiasmo. Qualquer coisa — cada pensamento, palavra, movimento — era um esforço. Tudo que era esfuziante agora parecia estagnado. Eu me sentia obtusa, chata, inadequada, bitolada, apagada, inerte, fria, exangue e monótona. Duvidava da minha capacidade de fazer qualquer coisa bem-feita. Era como se minha mente tivesse se desacelerado e se extinguido a ponto de se tornar inútil. A massa cinzenta arruinada e convoluta, patética e confusa, só servia para me atormentar com uma terrível litania sobre minhas inaptidões e deficiências de caráter, para me aguilhoar com a mais total e aflitiva desesperança. "Qual o sentido de continuar desse jeito?", perguntava a mim mesma. Outros me diziam: "É apenas temporário, vai passar, você vai superar", mas é claro que elas não tinham ideia de como eu me sentia, apesar de ter certeza de que sabiam. Vezes e mais vezes eu dizia a mim mesma: se eu não consigo sentir, não consigo me mexer, não consigo pensar e não consigo me importar, qual é o sentido possível de continuar vivendo?

A morbidez da minha mente era assombrosa. A morte e seu entourage eram companheiros constantes. Eu via morte em toda parte, imaginava mortalhas e etiquetas em dedões de pés e sacos para corpos. Tudo era um lembrete de que tudo terminava na casa mortuária. Minhas lembranças sempre me levavam pelas trilhas mais obscuras dos subterrâneos da minha mente; pensamentos passavam de um momento atormentado do meu passado a outro. Cada parada ao longo do caminho era pior do que a precedente. E tudo era sempre um esforço. Levava horas para lavar a cabeça, e depois me sentia exausta durante horas; encher uma bandeja de gelo era algo além da minha capacidade, e às vezes eu dormia com a mesma roupa que tinha usado durante o dia, pois me sentia cansada demais para me despir.

Durante essa época, eu ia ao meu psiquiatra duas ou três vezes por semana e, finalmente, mais uma vez estava tomando lítio regularmente. As anotações dele, além de relacionar os medicamentos que eu estava tomando — por um breve período eu tomei antidepressivos, por exemplo, mas eles só me deixavam mais perigosamente agitada — registravam a desesperança cotidiana, semanal, o desespero e a vergonha implacáveis que a depressão estava causando. "*Paciente intermitentemente suicida. Deseja pular no poço da escadaria do hospital*"; "*paciente continua correndo risco significativo de suicídio. Internação é totalmente inaceitável para ela e, sob meu ponto de vista, não pode ser obrigada pela LPS [a lei para internação da Califórnia]*"; "*desespero quanto ao futuro; temores recorrentes e medos de precisar lidar com o fato de ter sentido o que sentiu*"; "*paciente se sente muito envergonhada dos sentimentos que tem e toma atitudes que independentemente do curso de sua depressão ela 'não vai aguentar'*"; "*paciente relutante em estar com pessoas quando deprimida por sentir que sua depressão é uma carga insuportável para os outros*"; "*medo de sair do meu consultório. Não dorme há dias. Desesperada.*" A essa altura havia uma breve pausa na minha depressão, só para ser seguida pelo seu temível e inevitável retorno: *"Paciente sente como se estivesse trincada. Sentimentos de desesperança e depressão voltaram".*

Meu psiquiatra tentou repetidas vezes me convencer a me internar num hospital psiquiátrico, mas eu recusava. A ideia de ficar trancada me horrorizava; estar longe dos ambientes conhecidos, ter que comparecer a encontros de terapia de grupo; e aguentar todas as indignidades e invasões de privacidade que implicam uma internação psiquiátrica. Na época, eu trabalhava numa ala de internação, e não gostava da ideia de não ter a chave. Mais do que tudo, ficava preocupada que minha internação se tornasse de conhecimento público, acarretando, no mínimo, a suspensão do meu trabalho clínico e meus privilégios e, na pior das hipóteses, que eles fossem revogados permanentemente. Continuei resistindo a uma hospitalização voluntária e, como o código de internação da Califórnia é mais voltado ao bem-estar dos advogados do que dos pacientes, teria sido relativamente fácil argumentar contra um internamento involuntário. Mesmo se tivesse sido internada, não haveria garantia nenhuma de que eu não tentasse me suicidar no hospital; não são raros casos de suicídio em hospitais psiquiátricos. (Depois dessa experiência, fiz um acordo por escrito com meu psiquiatra e a família segundo o qual, se eu voltasse a ficar gravemente deprimida, eles teriam autoridade para aprovar, contra a minha vontade se necessário, uma terapia eletroconvulsiva, ou TEC, um excelente tratamento para certos tipos de depressão grave, ou uma hospitalização.)

Na época, parecia que nada funcionava, apesar dos excelentes cuidados médicos, e eu simplesmente queria morrer e acabar com tudo. Resolvi me matar. Estava friamente determinada a não dar nenhuma indicação dos meus planos ou do meu estado de espírito; e consegui. A única anotação do meu psiquiatra, um dia antes da minha tentativa de suicídio foi: *"Seriamente deprimida. Muito calada".*

Num acesso de raiva eu arranquei a lâmpada da parede do banheiro e senti a violência me percorrendo, mas ainda sem se exteriorizar. "Pelo amor de Deus", ele disse, entrando apressado — e parou em silêncio. Minha nossa, eu devo estar louca, dá para ver nos olhos dele: uma terrível mistura de preocupação, terror, irritação, resignação e de por que eu, Senhor? "Você se machucou?", pergunta. Viro a cabeça com olhos dardejantes e vejo no espelho sangue escorrendo pelo meu braço, acumulando nas fitas da minha camisola linda e erótica, usada uma hora atrás em uma paixão de um tipo totalmente diferente e maravilhoso. "Não dá mais, não dá mais", entoo para mim mesma, mas não consigo falar; as palavras não saem, e os pensamentos estão rápidos demais. Bato minha cabeça várias vezes na porta. Deus, faça isso parar, eu não aguento, eu sei que estou insana de novo. Acho que ele está realmente preocupado, seus olhos têm a expressão perturbada do contágio da loucura, da coruscante adrenalina entre nós dois. "Eu não posso deixar você desse jeito", mas eu reajo dizendo algumas coisas muito desagradáveis e avanço na garganta dele, literalmente, e ele vai embora, sem conseguir aguentar a provocação e incapaz de ver a devastação e o desespero dentro de mim. Não consigo transmitir, e ele não consegue ver; não há nada a ser feito. Não consigo pensar, não consigo acalmar esse cadinho assassino, minhas grandes ideias de uma hora atrás parecem absurdas e patéticas, minha vida está em ruínas e — pior ainda — ruinosa; meu corpo é inabitável. Está enfurecido e chorando e cheio de destruição e energia selvagem fora de controle. Vejo no espelho uma criatura que não conheço, mas que vive e divide minha mente comigo.

Entendo por que Jekyll se matou antes de Hyde assumir totalmente. Tomo uma dose maciça de lítio sem hesitar.

Nos círculos psiquiátricos, se você se mata, ganha o direito de ser considerado um suicida "bem-sucedido". É o tipo de sucesso que se pode viver sem. A depressão suicida, decidi durante o meu acesso indescritivelmente medonho de dezoito meses, é a maneira como Deus mantém os maníacos no lugar. Funciona. A profunda melancolia permeia todos os dias e todas as noites, é um nível de agonia quase arterial. É uma dor sem fundo e incessante que não dá margem a nenhuma janela de esperança, nenhuma alternativa a uma existência horrível e repugnante, nenhum alívio da gelada correnteza subterrânea de pensamentos e sensações que dominam as noites inquietantes e horríveis de desespero. Há uma suposição, ao relacionar conceitos puritanos como "bem-sucedido" e "malsucedido" ao terrível ato final do suicídio, de que os que "fracassam" ao se matar não são apenas fracos, como incompetentes, incapazes até de morrer direito. No entanto, o suicídio é quase sempre um ato irracional e raramente acompanhado pelo tipo de intelecto rigoroso de alguém em dias melhores. Costuma também ser impulsivo e não necessariamente cometido da forma originalmente planejada.

Eu, por exemplo, achei que tinha coberto todas as contingências. Não conseguia mais aguentar o sofrimento, não conseguia suportar a pessoa exausta e cansativa em que tinha me tornado, e achei que não poderia continuar sendo responsável pelo turbilhão que infligia aos meus amigos e à minha família. Num vínculo perverso com minha mente, considerei que, assim como o piloto que eu tinha visto se matar para salvar a vida de outros, estava fazendo a única coisa justa com as pessoas de que gostava; era também a única coisa razoável a fazer por mim mesma. Um animal é sacrificado por causa de muito menos sofrimento.

A certa altura, eu comprei uma arma, mas, numa onda passageira de pensamento racional, contei ao meu psiquiatra; relutantemente, livrei-me dela. Depois, durante muitos meses eu ia até o oitavo andar da escadaria do hospital da UCLA e, várias vezes, quase não resisti a me jogar no poço. A depressão suicida não costuma ser um estado aparente, solidário ou que leve os outros em consideração, mas de alguma forma eu pensava que minha família teria que identificar meu corpo caído e fraturado, o que acabou tornando aquele método inaceitável. Então optei por uma solução que me pareceu ser poética no fechamento de um círculo. Lítio, que apesar de em última análise ter salvado minha vida, naquele momento específico estava me causando uma dor e uma tristeza infinitas. Então eu resolvi tomar uma overdose maciça.

Para me impedir de vomitar o lítio, fui a um pronto-socorro e consegui uma receita de um remédio antiemético. Depois, esperei por uma pausa na "vigilância contra o suicídio" informal que meus amigos e minha família, em conjunção com meu psiquiatra, haviam organizado. Feito isso, retirei o telefone do meu quarto para não atender sem querer — eu não podia deixar o telefone fora do gancho, pois sabia que isso alertaria os meus guardadores — e, depois de uma crise terrível, num estado muito agitado e violento, tomei vários punhados de pílulas. Em seguida, eu me encolhi na cama e esperei para morrer. Não tinha previsto que o cérebro drogado age diferentemente do cérebro de alguém alerta. Quando o telefone tocou, devo ter pensado instintivamente em atender ao chamado; por isso, arrastei-me em estado semicomatoso até o telefone da sala de estar. Minha língua enrolada alertou meu irmão, que estava ligando de Paris para saber do meu estado. Imediatamente, ele ligou para o meu psiquiatra.

Não foi uma maneira agradável de não se suicidar. Lítio é usado para ensinar coiotes a parar de matar ovelhas: em geral, uma única experiência com uma carcaça de ovelha tratada com lítio deixa o coiote tão doente que ele deixa de mostrar os dentes. Apesar de ter tomado um remédio para não vomitar o lítio, acabei ficando mais doente do que um coiote, mais doente do que um cachorro, mais doente do que poderia desejar a qualquer pessoa. Também fiquei mergulhando e despertando de um coma por vários dias, o que, em vista das circunstâncias, provavelmente foi até melhor.

Durante um bom tempo, antes e depois de tentar me matar, eu estava sob os cuidados próximos de um amigo, alguém que redefiniu para mim a noção de amizade. Era um psiquiatra, além de um homem afetuoso, excêntrico e espirituoso cuja mente parecia um sótão atulhado. Sentia-se intrigado por uma variedade de coisas bizarras, inclusive por mim, e escrevia artigos fascinantes sobre temas como psicoses causadas por noz-moscada e os hábitos pessoais de Sherlock Holmes. Era tremendamente leal e passava noites e mais noites comigo, aguentando meus humores coléricos. Era generoso tanto com seu tempo como com seu dinheiro e acreditava teimosamente que eu acabaria superando a minha depressão e, por fim, desabrocharia.

Às vezes, quando eu dizia que simplesmente gostaria de ficar sozinha, ele me ligava mais tarde, à uma ou às duas horas da madrugada, para ver como eu estava. Percebia o meu estado pelo tom da minha voz e, apesar dos meus pedidos para que me deixasse em paz, ele insistia em vir à minha casa. Geralmente, era disfarçado por: "Eu não estou conseguindo dormir. Você não vai se recusar a fazer companhia para um amigo, vai?". Sabendo muito bem que ele só queria saber de mim, eu respondia: "Vou recusar, sim. Pode apostar. Me deixe em paz. Eu estou de péssimo humor". Poucos minutos depois, ele ligava de novo para dizer: "Por favor, por favor. Eu estou realmente precisando de companhia. Vamos a algum lugar tomar um sorvete". Aí nos encontrávamos de madrugada, eu me sentindo secreta e inexpressivamente grata, e ele com tanta finesse que não me fazia sentir como uma carga pesada demais. Era uma amizade rara, uma dádiva.

Felizmente, ele também trabalhava como médico num pronto atendimento aos fins de semana. Depois da minha tentativa de suicídio, ele e o meu psiquiatra traçaram um plano para minha supervisão e meus cuidados médicos. Meu amigo me mantinha em estrita vigilância, tirava meu sangue para medir o nível de lítio e eletrólitos, me fazia andar para amenizar meu estado letárgico, como alguém empurra um tubarão doente em volta do tanque para manter a água circulando pelas guelras. Era a única pessoa que eu conhecia que conseguia me fazer rir nos meus momentos mais mórbidos. Assim como meu marido, de quem eu estava legalmente separada, mas com quem mantinha contato regularmente, ele exercia um efeito calmante e tranquilizador em mim quando eu me sentia tremendamente irritadiça, perturbada ou perturbadora. Cuidou de mim durante os piores dias da minha vida, e é a ele, logo depois do meu psiquiatra e da minha família, que devo minha vida.

O quanto eu devo a meu psiquiatra é incalculável. Lembro-me de estar no consultório dele centenas de vezes durante esses meses sombrios, sempre pensando: "Que diabos ele pode me dizer para me fazer sentir melhor ou me manter viva?". Bem, nunca havia nada que ele pudesse dizer, isso é o mais engraçado. Foram as coisas bobas e tolamente otimistas e condescendentes que ele *não dizia* que me mantiveram viva; toda a compaixão e o aconchego que sentia vir dele e que não podiam ser expressos; toda a inteligência, a competência e o tempo que investia; e sua convicção pétrea de que a minha vida valia a pena ser vivida. Era terrivelmente direto, o que era terrivelmente importante, e sempre disposto a admitir os limites de sua compreensão e dos tratamentos quando se equivocava. É o mais difícil de pôr em palavras, mas sob vários aspectos a essência de tudo: Ele me ensinou que quem percorre a estrada do suicídio enfrenta um longo e frio caminho de volta à vida, mas que com um esforço férreo, com a graça de Deus e uma inevitável mudança de clima, eu conseguiria voltar.

Minha mãe também foi maravilhosa. Cozinhava para mim durante meus longos acessos de depressão, ajudava-me a cuidar das roupas e a pagar minhas contas médicas. Aguentava minha irritabilidade e meus humores sombrios e tediosos, levava-me ao médico, às farmácias e às compras. Como uma mãe gata delicada que cata um filhote à deriva pelo cangote, ela manteve seus olhos maravilhosamente maternais sempre abertos e, se eu me afastasse demais, ela me levava de volta a um círculo geográfico e emocional de segurança, alimentação e proteção. Sua força formidável aos poucos abriu caminho no meu tutano esgotado. Combinadas com o medicamento para o meu cérebro e a competente psicoterapia para minha mente, as atitudes dela me fizeram passar por um dia impossível após o outro. Sem ela eu jamais teria sobrevivido. Havia ocasiões em que eu lutava para escrever uma palestra e, sem ter ideia se aquilo fazia ou não algum sentido, eu a analisava com a confusão terrível e difusa mascarada como minha mente. Em geral, a única coisa que me mantinha em movimento era a fé, instilada pela minha mãe anos antes, em que a vontade, a garra e a responsabilidade são o que nos torna supremamente humanos em nossa existência. Para cada terrível tempestade que surgia no meu caminho, minha mãe — com seu amor e forte sentido de valores — me provia com ventos favoráveis, fortes e sustentáveis.

 As complexidades do que nos é dado na vida são vastas e além da nossa compreensão. Era como se meu pai tivesse me dado, com seu temperamento, um cavalo impossivelmente selvagem, sombrio e inquebrantável. Era um cavalo sem nome, um cavalo sem a experiência de ter um freio entre os dentes. Minha mãe me ensinou a domá-lo; proporcionou-me a disciplina e o amor para amansá-lo; e — como Alexandre entendeu intuitivamente com Bucéfalo — ela entendeu, e me ensinou, que a fera é mais bem conduzida quando a viramos na direção do sol.

Tanto minhas manias como minhas depressões tinham um lado violento. Violência, principalmente se você é mulher, não é algo de que se fale facilmente a respeito. Estar loucamente fora de controle — fisicamente agressiva, gritando insanamente a plenos pulmões, ultrapassando os limites ou tentando impulsivamente pular de carros em movimento — é assustador para os outros e inefavelmente apavorante para si mesma. Na cegueira de minhas fúrias maníacas eu fiz todas essas coisas uma vez ou outra, algumas delas diversas vezes; continuava aguda e dolorosamente ciente de como é difícil controlar ou entender tais comportamentos, e mais difícil ainda explicá-lo aos outros. Nos meus acessos e convulsões psicóticas — nas minhas manias funestas e agitadas — eu destruí coisas de que gostava, forcei os limites de pessoas que amava e sobrevivi para refletir que jamais poderia me recuperar da vergonha. Tive de ser fisicamente restrita à força bruta; empurrada e jogada no chão; atirada de bruços com as mãos amarradas atrás das costas; e medicada com drogas pesadas contra minha vontade.

Não sei como me recuperei depois de ter feito as coisas que exigiram tais ações, como tampouco sei como e por que minhas relações com amigos e namorados sobreviveram ao atrito, à pressão e às manifestações de tanta energia feroz, sombria e prejudicial. O rescaldo de tal violência, assim como o rescaldo de uma tentativa de suicídio, magoa profundamente todos os envolvidos. E, assim como uma tentativa de suicídio, viver sabendo da existência desses impulsos violentos torna difícil a conciliação com noções tão divergentes de si mesma. Depois da minha tentativa de suicídio, tive de reconciliar minha imagem de uma garota outrora plena de entusiasmo e grandes esperanças, com grandes expectativas e uma enorme energia, cheia de sonhos e amor pela vida com uma mulher lúgubre, intratável, aflita e desesperada que só queria morrer e tentou se matar com uma dose letal de lítio. Depois de cada episódio psicótico, eu precisava tentar reconciliar minha noção de mim mesma como uma pessoa razoável, de fala mansa e altamente disciplinada, ao menos no geral sensível aos humores e sentimentos alheios, com uma mulher raivosa, totalmente insana e abusiva que perdeu o acesso a qualquer controle ou comportamento racionais.

Essas discrepâncias entre o que se é, de como se foi criada para acreditar na maneira certa de se comportar com os outros e o que realmente acontece durante essas hediondas manias funestas, ou estados conflitivos, são absolutas e indescritivelmente perturbadoras — especialmente, acredito, para uma mulher criada num mundo altamente conservador e tradicional. Elas parecem muito distantes da graça e generosidade da minha mãe e ainda mais distante dos tranquilos rituais de debutante, com sedas e tafetás, luvas elegantes até os cotovelos e botões de pérolas nos punhos, quando não nos preocupamos com nada a não ser se a costura das meias de nylon está alinhada antes de sair para os jantares das noites de domingo no Clube dos Oficiais.

Durante os anos mais importantes e formativos da minha vida, eu fui criada num mundo bem-ordenado, ensinada a ser prestativa com os outros, circunspecta e contida nas atitudes. A família ia à igreja todos os domingos, e todas as minhas respostas aos adultos terminavam em "senhora" ou "senhor". A independência incentivada pelos meus pais foi de natureza intelectual, não social. Então, de repente, eu me tornei imprevisível, irracional e destrutiva de forma incontrolável. Não era algo que poderia ser superado com protocolo e etiqueta. Deus, visivelmente, não se encontrava em lugar nenhum. O baile das debutantes na Marinha, o trabalho voluntário e as regras de bons modos para adolescentes não foram, nem pretendiam ser, páreo ou preparação para a loucura. Fúria e violência incontroláveis são coisas horríveis, irreconciliáveis e muito distantes de um mundo previsível e civilizado.

Desde que consigo me lembrar, sempre fui propensa a sentimentos fortes e exuberantes, a amar e viver com o que Delmore Schwartz chamava de "a garganta da exaltação". Mas o inflamável sempre esteve do outro lado da exaltação. Esses humores inflamáveis, ao menos no início, não eram tão ruins: além de conferir certo tumulto romântico à minha vida pessoal, eles acrescentaram muitas coisas positivas à minha vida profissional ao longo dos anos. Com certeza eles inflamaram e impulsionaram muito dos meus textos, das minhas pesquisas e do meu trabalho de militância. Eles me motivaram a fazer alguma coisa importante. Tornaram-me impaciente com a vida como ela era e me fizeram querer mais. Mas sempre houve um desconforto pairando quando a impaciência, o ardor ou a inquietude despertavam raiva demais. Não parecia coerente com o tipo de mulher delicada e bem-educada que fui criada para admirar e, na verdade, continuo admirando.

A depressão, de alguma forma, está muito mais alinhada com a noção da sociedade de como as mulheres devem ser: passivas, sensíveis, indefesas, apagadas, dependentes, confusas, meio enfadonhas e com aspirações limitadas. Os estados maníacos, por outro lado, parecem ser mais característicos dos homens: inquietos, fogosos, agressivos, voláteis, enérgicos, intrépidos, grandiosos, visionários e impacientes com o status quo. A raiva ou a irritabilidade nos homens, sob tais circunstâncias, são mais toleráveis e compreensíveis; líderes e exploradores gozam de uma liberdade maior para ser temperamentais. Jornalistas e outros escritores, compreensivelmente, tendem a focar nas mulheres e na depressão, não na mulher e na mania. Não surpreende: a depressão é duas vezes mais comum em mulheres do que em homens. Mas o transtorno maníaco-depressivo ocorre com a mesma frequência nas mulheres e nos homens e, por ser uma condição relativamente comum, a mania acaba afetando um número maior de mulheres. Elas, por sua vez, costumam ser mal diagnosticadas, recebem um tratamento psiquiátrico pífio, quando recebem, e correm alto risco de suicídio, alcoolismo, abuso de drogas e violência. Mas, assim como homens com transtorno maníaco-depressivo, elas costumam contribuir com bastante energia, ardor, entusiasmo e imaginação para as pessoas e o mundo ao redor.

O transtorno maníaco-depressivo tanto mata como dá vida. O fogo, por sua natureza, tanto cria como destrói. "A força que através do fuso verde impele a flor", escreveu Dylan Thomas, "impele os meus verdes anos / a que corrói as raízes das árvores é a que me destrói." A mania é uma força estranha e motivadora, mas também destruidora, um fogo no sangue. Felizmente, ter fogo no próprio sangue tem seus benefícios no mundo acadêmico da medicina, principalmente na busca de uma livre-docência.

Livre-docência

A livre-docência é a coisa mais próxima de um esporte sangrento que as universidades de primeira linha podem oferecer: algo intensamente competitivo, envolvente, excitante, rápido, bastante brutal e muito masculino. Buscar uma livre-docência na escola de medicina de uma universidade — onde as responsabilidades clínicas se sobrepõem em camadas com as aulas e pesquisas habituais — dá de dez a zero em tudo isso. Numa consideração geral, ser mulher, não ser médica e sofrer de transtorno maníaco-depressivo não eram um bom começo na estrada notoriamente difícil que leva a uma livre-docência.

Para mim, a livre-docência não era apenas uma questão de segurança financeira e acadêmica. Meses depois de começar a trabalhar como professora assistente, eu tive minha primeira crise de mania psicótica. Os anos que me levaram à livre-docência, de 1974 a 1981, consistiram em mais do que as dificuldades normais de competir no mundo muito enérgico e agressivo da medicina acadêmica. Mais importante, foram anos marcados por batalhas para continuar sã, continuar viva e chegar a um acordo com a minha doença. Com o passar dos anos, eu me determinei cada vez mais a extrair algo de bom de toda a minha dor, tentar dar alguma utilidade à minha doença. A busca da livre-docência foi um período tanto de possibilidades como de transformação; também se tornou um símbolo da estabilidade pela qual eu ansiava e o reconhecimento definitivo que procurava por ter competido e sobrevivido no mundo normal.

Quando fui admitida para trabalhar na ala de adultos internados para exercer minhas primeiras responsabilidades clínicas e de ensino, logo me senti inquieta, sem falar da dificuldade de manter uma expressão normal enquanto interpretava o resultado dos testes psicológicos de pacientes da minha ala. Tentar entender testes de Rorschach, que nos melhores momentos pareciam uma aventura especulativa, em geral me faziam sentir como se estivesse lendo cartas de tarô ou falando sobre alinhamento de planetas. Não era para isso que tinha conseguido um doutorado e comecei a entender os versos de Bob Dylan em "Subterranean Homesick Blues": "Vinte anos de estudo e eles te colocam no turno do dia". Só que eu tinha 23 anos e ainda fazia muitos plantões noturnos também. Nos meus primeiros anos de docência, meus interesses intelectuais eram abrangentes e absurdamente dispersos. Entre outros assuntos, eu estava começando um projeto de pesquisa sobre híraxes, elefantes e violência (uma lembrança remanescente da festa no jardim da faculdade); escrevendo sobre descobertas de estudos de LSD, maconha e opiáceos que havia feito no curso de pós-graduação; considerando um estudo, a ser feito com meu irmão, para analisar os aspectos econômicos no processo de construção de diques dos castores; tocando pesquisas sobre a dor e estudos da síndrome da mama fantasma com meus colegas do departamento de anestesiologia; colaborando num livro-texto de graduação sobre psicologia anormal; contribuindo em uma pesquisa sobre os efeitos da maconha na náusea e em vômitos de pacientes com câncer em quimioterapia; e tentando arranjar uma maneira legítima de conduzir estudos de comportamento animal no Zoológico de Los Angeles. Eram coisas demais e muito dispersas. Meus interesses pessoais acabaram me obrigando a pensar sobre o que estava fazendo e por quê. Aos poucos fui afunilando meu trabalho ao estudo e tratamento de distúrbios de humor.

Mais especificamente, e sem surpresa, eu me interessei em particular pelo transtorno maníaco-depressivo. Eu estava totalmente focada e determinada a fazer alguma coisa inovadora na forma como o transtorno era visto e tratado. Com dois colegas, ambos com um bocado de experiência clínica e em pesquisas sobre distúrbios de humor, resolvi abrir uma clínica para pacientes ambulatoriais na UCLA especializada no diagnóstico e tratamento de depressão e transtorno maníaco-depressivo. Conseguimos um financiamento inicial do hospital para contratar uma enfermeira e comprar alguns gaveteiros de aço. Eu e o diretor médico passamos semanas desenvolvendo formulários para pesquisas e diagnósticos e elaboramos um programa de ensino para estabelecer um sistema de revezamento, ou treinamento, para residentes do terceiro ano de psiquiatria e estagiários pré-doutorandos em psicologia. Embora houvesse alguma oposição ao fato de eu, que não era médica, ser diretora de uma clínica médica, a maioria do corpo médico me apoiou — principalmente o médico diretor da clínica, o diretor do departamento de psiquiatria e o chefe do Instituto Neuropsiquiátrico.

Em poucos anos, a Clínica de Distúrbios Afetivos da UCLA se tornou um amplo instituto de pesquisa e ensino. Avaliamos e tratamos milhares de pacientes com distúrbios de humor, conduzimos grande número de estudos de pesquisas médicas e psicológicas e ensinamos psiquiatras residentes e psicólogos clínicos estagiários a diagnosticar e cuidar de pacientes com distúrbios de humor. A clínica se tornou muito procurada para treinamento. Era um lugar agitado, movimentado e sempre em meio a crises e emergências, em virtude da natureza e gravidade dos transtornos sendo tratados, mas, em geral, também era um local aconchegante e divertido. Eu e o diretor médico incentivávamos não só o trabalho duro e longos turnos, como também as reuniões festivas depois do expediente. O estresse de tratar suicidas, psicóticos e pacientes potencialmente violentos era considerável para todos nós, mas tentávamos apoiar a responsabilidade clínica que pesava sobre os estagiários e residentes com o máximo de orientação possível. Quando ocorria uma das relativamente raras catástrofes — um jovem e brilhante advogado, por exemplo, recusou todas as tentativas de ser hospitalizado e pouco depois se suicidou com um tiro na cabeça —, o corpo docente, os residentes e os estagiários se encontravam em grupos, grandes ou pequenos, para tentar entender o que havia acontecido e apoiar não só os arrasados membros da família como os profissionais que assumiram as principais responsabilidades clínicas. No exemplo específico do advogado, a residente fez todo o possível, o que qualquer um poderia ter feito; não surpreende que tenha ficado terrivelmente abalada com a morte do paciente. Ironicamente, como de costume os médicos mais competentes e conscienciosos são os que mais sentem a dor de um fracasso.

Conferíamos forte ênfase ao uso combinado de medicamentos e psicoterapia, em vez de só medicamentos, e ressaltávamos a importância de esclarecer pacientes e familiares sobre o tratamento. Minha experiência própria como paciente me deixou particularmente atenta ao quanto a psicoterapia podia ser crucial na compreensão de todo aquele sofrimento; como podia manter alguém vivo o suficiente para ter uma chance de melhorar; e como podia ajudar a reconciliar a recusa de tomar as medicações com as terríveis consequências de não as tomar. Além do ensino básico sobre diferentes diagnósticos, de psicofarmacologia e de outros aspectos da administração clínica de distúrbios de humor, boa parte dos ensinamentos, da prática clínica e de pesquisa, girava em torno de alguns temas centrais: por que pacientes resistem ou se recusam a tomar lítio e outros medicamentos; estados clínicos mais propensos a resultar em suicídio e como mitigá-los; o papel da psicoterapia no resultado de longo prazo na depressão e no transtorno maníaco-depressivo; e os aspectos positivos dos distúrbios que podem se manifestar durante os estados maníacos mais leves: uma alta de energia e acuidade perceptual, mais fluidez e originalidade de pensamento, uma intensa euforia nos humores nas experiências, aumento do desejo sexual, uma visão mais ampla e um incremento nas aspirações. Tentava demonstrar aos nossos médicos clínicos que se tratava de um transtorno que podia conferir tanto vantagens como desvantagens e que para muitos indivíduos essas experiências inebriantes eram altamente viciantes por natureza e difíceis de ser abandonadas.

Para dar alguma noção aos residentes e estagiários sobre as experiências pelas quais os pacientes passavam quando maníacos ou depressivos, recomendávamos a leitura de relatos em primeira mão de pacientes e autores que haviam sofrido de distúrbios de humor. Também comecei a dar palestras para médicos e funcionários analisando músicas criadas por compositores que sofriam de depressão grave ou transtorno maníaco-depressivo. Essas palestras informais se tornaram a base de um concerto de um amigo meu, professor de música da UCLA, que acabei produzindo com a Filarmônica de Los Angeles, em 1985. Numa tentativa de aumentar a consciência do público em relação a doenças mentais, em especial o transtorno maníaco-depressivo, propusemos ao diretor executivo da Filarmônica um programa baseado na vida e música de diversos compositores que sofriam do transtorno, incluindo Robert Schumann, Hector Berlioz e Hugo Wolf. A Filarmônica se mostrou entusiasmada, cooperativa e generosa nos pagamentos acertados. Infelizmente, pouco depois de assinado o contrato, a Universidade da Califórnia anunciou o início de uma grande campanha de reformulação financeira que não permitia que membros individuais do corpo docente solicitassem fundos de doadores privados. Acabei ficando responsável por uma conta de 20 mil dólares em meu nome que, segundo observou um amigo meu, era muito dinheiro para ser pago pelos ingressos para concertos. Mesmo assim, o concerto lotou o imenso Royce Hall, da UCLA, e foi um grande sucesso; também acabou sendo o começo de uma série de concertos em todo o país, inclusive um que organizamos alguns anos depois com a Orquestra Sinfônica Nacional no Centro John F. Kennedy Para Espetáculos Artísticos, na cidade de Washington. Serviu ainda como base para uma série de programas especiais na televisão aberta que produzimos abordando a relação entre o transtorno maníaco-depressivo e as artes.

Durante o estabelecimento e a direção da clínica, tive a sorte de ter o apoio do diretor do meu departamento, que aprovou minha função como diretora de uma clínica médica apesar de eu não ser médica e de saber do meu transtorno maníaco-depressivo. Em vez de usar minha doença como razão para reduzir minhas responsabilidades clínicas e de ensino — depois de ser assegurado de que eu estava recebendo bons cuidados psiquiátricos e de que o diretor médico da clínica sabia da minha condição —, ele me incentivou a usar minha condição para tentar desenvolver melhores tratamentos e ajudar a mudar a visão do público a respeito. Apesar de ele nunca ter dito, deduzi que meu diretor se inteirou do meu transtorno depois da minha primeira crise grave de mania psicótica; o chefe da minha ala com certeza ficou sabendo, e imagino que a informação tenha se espalhado rapidamente. De qualquer forma, meu chefe tratou a questão como algo estritamente médico. Primeiro, abordou o assunto comigo em uma reunião, passando o braço pelos meus ombros e dizendo: "Eu soube que você tem alguns problemas com o seu humor. Sinto muito. Pelo amor de Deus, não deixe de tomar o seu lítio". De vez em quando, depois disso, ele me perguntava como eu estava e se continuava tomando o medicamento. Foi extremamente solidário e em nenhum momento insinuou que eu parasse ou tentou limitar o meu trabalho clínico.

Contudo, minhas preocupações em discutir abertamente o meu transtorno com outros eram enormes. Minha primeira crise psicótica aconteceu muito depois de ter obtido minha licença da Comissão de Examinadores Médicos da Califórnia. Durante o período entre começar a tomar lítio e passar pelos meus exames orais e escritos da comissão, vi muitos estudantes de medicina, psicólogos clínicos estagiários e residentes não conseguirem permissão para continuar os estudos por conta de distúrbios psiquiátricos. Isso agora acontece muito menos — aliás, a maioria das escolas de pós-graduação em medicina estimulam estudantes que ficam doentes a obter tratamento e, se possível, voltar aos seus trabalhos clínicos —, mas nos meus primeiros anos como professora da UCLA, eu era assolada por temores de que minha doença fosse descoberta, de que meu caso fosse informado a algum hospital ou comissão de licenciamento e de precisar desistir das minhas aulas e da minha prática clínica.

Era uma vida sob vários tipos de pressão, mas basicamente eu adorava. A medicina acadêmica propicia um estilo de vida interessante e variado, muitas viagens, e a maioria dos colegas é entusiasmada, cheia de energia e, em geral, se dá bem com o estresse de lecionar e publicar artigos. Esses estresses eram compostos pelas flutuações de humor, ainda que atenuadas, que eu continuava a sentir com o lítio. Demorou muitos anos para se equilibrarem. Para mim, quando eu estava bem, era uma grande oportunidade para escrever, pensar, examinar pacientes e ensinar. Quando estava doente, era avassalador: durante dias, às vezes semanas, eu pendurava a plaquinha

NÃO PERTURBE na minha porta, ficava olhando pela janela sem pensar em nada, dormia, contemplava o suicídio ou ficava observando minha cobaia andando pela gaiola — uma lembrança de um dos meus surtos maníacos consumistas. Durante esses períodos eu não conseguia me imaginar escrevendo mais nenhum texto e era incapaz de compreender qualquer artigo especializado que tentasse ler. O trabalho de supervisão e as aulas eram provações.

Mas era uma vida de marés: quando estava deprimida, nada me ocorria, e eu não produzia nada. Quando maníaca, ao menos levemente, escrevia um artigo por dia, as ideias fluíam, eu elaborava novos estudos e tirava de letra as montanhas de papéis burocráticos que definiam o trabalho de um diretor clínico. Como tudo mais na minha vida, a depressão costumava ser substituída pelo grandioso, e o grandioso, por sua vez, seria mais uma vez cancelado pela depressão. Era uma vida em círculos, porém, intensa: maravilhosa, horripilante, medonha, indescritivelmente difícil, gloriosa e inesperadamente fácil, complicada, muito divertida e um pesadelo sem saída.

Meus amigos, felizmente, ou também eram perturbados ou notavelmente tolerantes com o caos que formava o âmago da minha existência emocional. Passei muito tempo com eles durante esses anos como professora assistente. Também viajava com frequência, a trabalho e por prazer, e jogava squash com estagiários, amigos e colegas. Mas esporte era uma diversão só até certo ponto, pois o lítio prejudicava a minha coordenação. Isso era verdade não só para o squash, como particularmente para a equitação; eu finalmente tive de parar de montar por muitos anos, depois de muitas quedas durante os saltos. Agora posso olhar para trás e achar que talvez tudo aquilo não fosse tão ruim, mas, na verdade, cada vez que desistia de algum esporte, eu precisava não só desistir do divertimento daquele esporte, como também da parte de mim mesma que identificava como atlética. O transtorno maníaco-depressivo obriga a gente a lidar com muitos aspectos do envelhecimento — com suas limitações físicas e mentais se manifestando — muitas décadas antes da própria idade avançada.

A vida em ritmo acelerado, o ímpeto e as ações para conseguir uma livre-docência e o reconhecimento dos meus pares continuaram num passo frenético. Quando estava maníaca, o tempo parecia desacelerar; quando estava normal, o frenesi parecia ótimo; quando estava deprimida, qualquer progresso era impossível. Além do meu psiquiatra, não havia uma pessoa com quem eu pudesse falar a respeito da verdadeira dimensão das minhas dificuldades. Ou talvez houvesse, mas nunca me ocorreu tentar. Quase não havia outras mulheres na divisão de internação de adultos; as mulheres que trabalhavam no departamento estavam todas na psiquiatria infantil. Não constituíam uma proteção contra as discriminações à espreita e, além do mais, elas tinham de lidar com as discriminações no próprio ambiente de trabalho. Apesar de a maioria dos meus colegas ser imparcial, e muitos excepcionalmente solidários, havia muitos homens que tinham uma visão das mulheres que só vendo para crer.

O Ostra era um deles. Apelidado por ser essencialmente liso e escorregadio, o Ostra era um professor sênior: paternalista, presunçoso e tinha toda a complexidade intelectual e emocional, como se poderia esperar, de um molusco. Via as mulheres pelo tamanho dos seios, não do intelecto, e sempre parecia se irritar ao ver que a maioria das mulheres tinha as duas coisas. Também considerava as mulheres que se envolviam em medicina acadêmica fundamentalmente deficientes e, como eu tendia a me diferenciar, ele parecia se irritar especialmente comigo. Trabalhamos juntos no Comitê de Promoções e Nomeações do departamento, no qual eu era a única mulher entre oito homens. Nas ocasiões em que ele comparecia às reuniões — o Ostra era conhecido por ganhar o máximo de dinheiro passando o mínimo de tempo no hospital —, eu tentava sentar à mesa bem de frente para ele e ficava observando suas tentativas fracassadas de ser indefectivelmente educado.

Sempre tive a impressão de que ele me achava uma espécie de mutante, mas como eu não era tremendamente feia, ainda poderia ser salva por um bom casamento. De minha parte, eu o congratulava aleatoriamente por seus esforços para recrutar mais mulheres para o departamento. A falta de massa cinzenta era devidamente correspondida pela falta de sagacidade, e como ele nunca havia feito qualquer tentativa nesse sentido, Ostra olhava desconfiado para mim e me abria um sorriso rápido, perplexo e irritado. Era um pateta típico, só que com muito poder no departamento, e deixava claras suas opiniões sobre as mulheres em cada atitude; suas insinuações sexuais eram profundamente ofensivas e seu nível de condescendência quando se dirigia a mim, ou a estagiárias ou residentes, era endurecedor. Parecia uma caricatura de si mesmo, sob muitos aspectos, mas deixava claro que qualquer mulher trabalhando com ele estaria partindo dez segundos depois numa corrida de cem metros rasos. Felizmente, o processo de livre-docência depende de muitos freios e contrapesos e, pelo menos nas duas universidades que conheço melhor — a Universidade da Califórnia e a Johns Hopkins —, o sistema me parece notavelmente justo. Ainda assim, entidades como o Ostra não facilitam as coisas.

Finalmente, depois de muito perambular como um ratinho pelo labirinto da livre-docência, recebi minha carta da Comissão Diretora me notificando que fora promovida à fase seguinte dos labirintos acadêmicos: a sala de espera, a titularidade. Foram semanas de comemorações. Uma das minhas melhores amigas organizou um jantar para cerca de trinta convidados, numa perfeita noite californiana; os terraços do jardim da casa ficaram cheios de flores e velas; não poderia ter sido mais bonito. Minha família providenciou o champanhe, me deu de presente taças Baccarat para o champanhe, e foi uma noite maravilhosa. Mais do que qualquer um, minha família e meus amigos sabiam o quanto uma festa de livre-docência era uma comemoração depois de anos de batalhas contra um transtorno mental grave, além da celebração do maior rito acadêmico de passagem.

Mas a livre-docência só ganhou sua verdadeira dimensão quando um dos meus colegas, um membro do Clube Boêmio, só para homens, veio até minha casa com uma garrafa de vinho do clube. "Parabéns, professora", falou, me entregando a garrafa. "Bem-vinda a um clube só para homens."

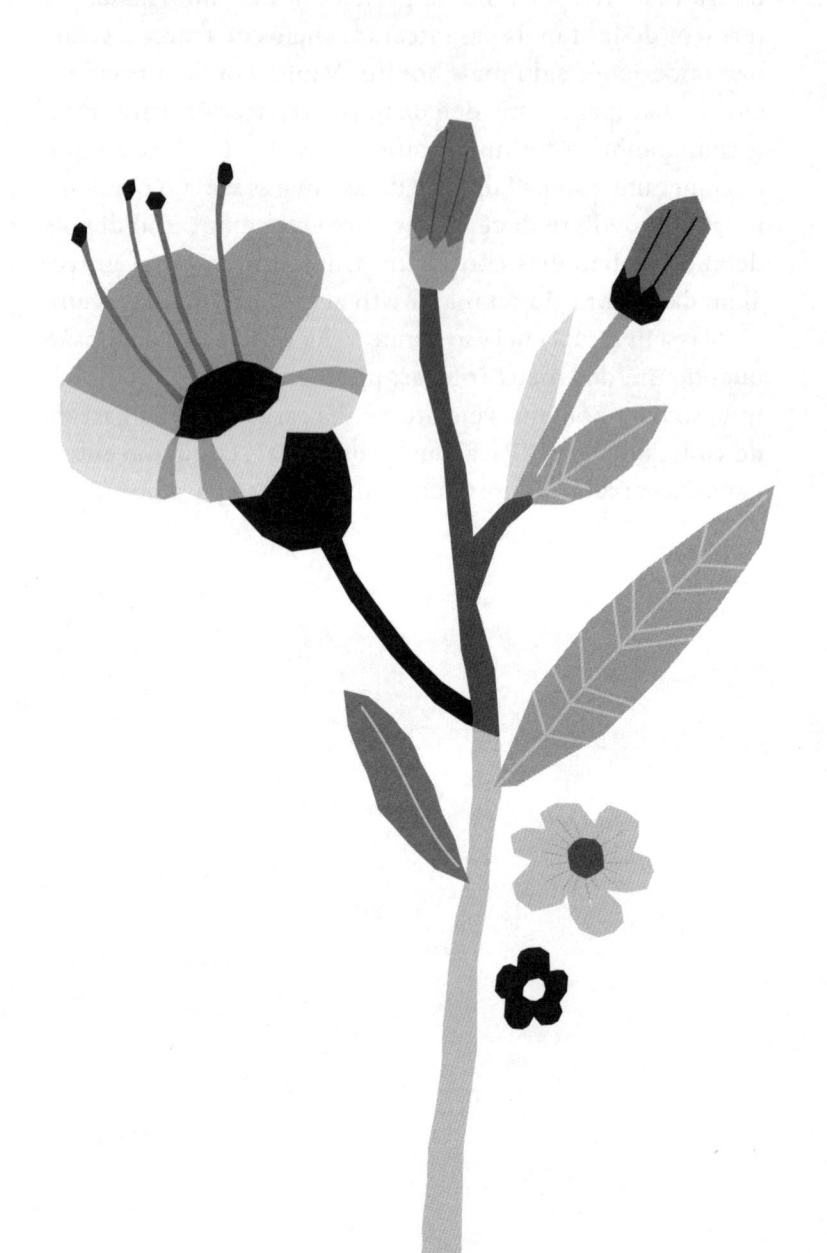

O AMOR, ESTE REMÉDIO

Parte Três

Um oficial e também um cavalheiro

Houve uma época em que eu acreditava que havia apenas certa dose de dor pela qual alguém teria de passar na vida. Como o transtorno maníaco-depressivo tinha me causado tanta infelicidade e incertezas na sua passagem, presumi que por isso a vida deveria ser mais gentil comigo em outros aspectos, mais equilibrados. Mas também já tinha acreditado que poderia voar por campos estelares e deslizar pelos anéis de Saturno. Talvez minhas avaliações deixassem algo a desejar. Robert Lowell, em geral, louco, mas não bobo, sabia bem que não havia um caminho direto para a felicidade: "Se virmos uma luz no fundo do túnel", dizia, "será o farol de um trem vindo em sentido contrário."

Durante certo período — cortesia do lítio, do passar do tempo e do amor de um inglês alto e bonitão —, tive um vislumbre do que imaginei ser a luz no fim do túnel e consegui sentir, embora de forma elusiva, o que parecia ser o retorno a uma existência aconchegante e segura. Aprendi o quanto a mente pode se curar maravilhosamente se tiver uma pequena chance e como a paciência e a generosidade podem juntar as peças de um mundo horrivelmente estilhaçado. O que Deus havia feito em pedaços, um sal elementar, um psiquiatra de primeira linha e a gentileza e o amor de um homem podiam deixar quase em ordem de novo.

Conheci David no meu primeiro ano como docente na UCLA. Foi no início de 1975, seis meses depois de ter passado por uma fase maníaca de pedra, e meu cérebro tinha gradualmente se recomposto numa versão bem quebradiça, mas vagamente coerente, do seu estado anterior. Minha mente patinava em gelo fino, minhas emoções estavam bem esfoladas e a maior parte da minha verdadeira existência se passava no âmbito estreito de longas sombras projetadas interiormente. Mas minhas atitudes externas se encaixavam no espectro conservador dos meus colegas considerados normais, então — ao menos em termos profissionais — tudo estava aparentemente bem.

Nesse dia específico, eu tinha entrado pela porta da ala dos meus pacientes internados com minha sensação normal de tédio — não por causa dos pacientes, e sim por ter uma reunião de trabalho com o pessoal, o que significava que as enfermeiras ventilariam seu descontentamento com os residentes da psiquiatria, que, por sua vez, estariam irritantemente seguros de ter a autoridade final e uma educação superior; o chefe da ala, que era irremediavelmente ineficaz, deixava que os ressentimentos, as invejas e as animosidades pessoais dominassem completamente as reuniões. O cuidado dos pacientes, em particular naquela ala, em geral tinha um papel secundário se comparado às neuroses da equipe, às guerras intestinas e à falta de disciplina. Depois de procrastinar o máximo possível, entrei na sala de reuniões, localizei uma cadeira fora da linha de fogo e sentei para ver como se desenrolariam as inevitáveis indelicadezas.

Para minha surpresa, o psiquiatra da ala entrou acompanhado por um homem alto e muito bonito, que olhou para mim e abriu um sorriso maravilhoso. Era um professor visitante, um psiquiatra em licença do Corpo Médico do Exército Real, e nós simpatizamos um com o outro de imediato. Naquela tarde, tomamos um café na cafeteria do hospital e de repente comecei a me abrir com ele de uma maneira que não fazia havia muito tempo. Tinha uma voz calma, falava pouco, mostrou-se prestativo e não forçou demais a barra com os limites da minha alma ainda em carne viva. Os dois adorávamos música e poesia; tínhamos uma formação militar em comum; e, por eu ter estudado na Escócia e na Inglaterra, conhecíamos as mesmas cidades e também regiões do interior. Estava interessado em estudar as diferenças entre as práticas psiquiátricas britânicas e norte-americanas, por isso pedi que fizesse uma consulta com uma das minhas pacientes mais difíceis, uma garota que acreditava ser bruxa. Ele rapidamente desvendou as questões médicas e psiquiátricas que tão lentamente haviam vazado da mente assustada e bem resguardada da paciente. Foi inacreditavelmente bondoso com ela, mas sempre se portando como médico, e ela sentiu — como eu também, depois — que podia confiar nele cegamente. O comportamento dele era informal, mas caloroso, e gostei de vê-lo formulando e reformulando perguntas de modo a ganhar a confiança da garota e ir além de sua paranoia.

Eu e David almoçamos juntos muitas vezes durante os meses que ele passou na UCLA, em geral, no jardim botânico da universidade. Ele me convidou várias vezes para jantar, mas eu tive que declinar várias vezes, explicando que ainda estava casada e morando de novo com meu marido, depois da nossa primeira separação. Ele voltou a Londres e, apesar de nos correspondermos ocasionalmente, eu estava ocupada lecionando, dirigindo uma clínica, tentando uma livre-docência, com problemas no casamento e mais um forte ataque de mania, que, como o dia vem depois da noite, foi seguido por uma longa e paralisante depressão.

Eu e meu marido, apesar de nos vermos com frequência e continuarmos bons amigos, finalmente resolvemos que nosso casamento não tinha mais conserto. Acho que na verdade essa possibilidade nunca existiu, desde eu ter saído de casa no meu primeiro surto maníaco. Mas nós dois tentamos. Conversamos um bocado, discutimos sobre nossos erros e possibilidades durante muitas refeições e taças de vinhos. Houve muita boa vontade e carinho, mas nada poderia recuperar o nosso casamento depois de tudo que havia acontecido na esteira do meu surto. Em algum momento em meio a todo esse processo, escrevi para David contando que tinha me separado mais uma vez do meu marido. A vida continuou, com as alucinantes reuniões na clínica, escrevendo artigos, atendendo pacientes e dando aulas para residentes, estagiários e alunos de graduação. Vivia aterrorizada que alguém descobrisse o quanto estivera doente, como ainda me sentia frágil, mas — estranha e felizmente — sensibilidade e observação arguta nem sempre são características de psiquiatras acadêmicos.

Então, um dia, mais de dezoito meses depois de David ter partido da UCLA, voltei ao meu escritório e o encontrei sentado na minha cadeira, brincando com um lápis, sorrindo. Disse, meio que dando risada: "Agora você com certeza vai jantar comigo. Eu esperei muito tempo e vim de muito longe". Eu aceitei, é claro, e nós passamos muitos dias maravilhosos em Los Angeles antes de ele voltar à Inglaterra. Ele me convidou para passar algumas semanas em Londres. Apesar de ainda estar me recuperando de uma longa depressão suicida, de meus pensamentos estarem tão titubeantes e meus sentimentos tão acinzentados que mal conseguia aguentar, de alguma maneira eu sabia que as coisas ficariam melhores se estivesse com ele. E ficaram mesmo. Incomensuravelmente. Fazíamos longas caminhadas no St. James' Park nas tardes do final da primavera, jantamos no clube dele com vista para o Tâmisa e fazíamos piqueniques no Hyde Park, que era bem em frente ao apartamento em que ele morava. Gradualmente, a exaustão, o cansaço e a obscuridade da falta de fé se dissiparam. Comecei a curtir música e voltei a pintar, voltei a rir, a escrever poesia. Longas noites e manhãs de incrível paixão me fizeram acreditar novamente, ou lembrar, o quanto a sensação de estar viva é importante para o amor, assim como o amor é para a vida.

David trabalhava durante o dia no hospital, então eu me reencontrei com uma Londres de que gostava muito. Fazia longos passeios pelos parques, visitava e revisitava a Tate Gallery, andava sem rumo pelo museu Victoria and Albert, bem como pelos de Ciência e História Natural. Um dia, por sugestão de David, peguei um barco no píer Westminster e fui até Greenwich e voltei; outro dia tomei um trem até Canterbury. Fazia anos que eu não ia a Canterbury e só conheci a cidade, mesmo que de forma inesquecível, através de meus olhos maníacos. Tinha lembranças místicas e duradouras dos lindos gramados escuros e mesclados, dos sons refrescantes, do lugar simples onde Thomas Becket foi assassinado e dos padrões de luz intensa e transitória no piso da catedral. Desta vez, contudo, eu me ajoelhei sem me sentir extasiada, rezei sem fé e me senti uma estrangeira. Foi uma experiência muito mais tranquila e delicada de Canterbury.

No meio daquela genuflexão sem Deus, de repente lembrei que tinha me esquecido de tomar meu lítio na noite anterior. Alcancei minha bolsa para pegar o remédio, abri o frasco e imediatamente derrubei todas as pílulas no piso da catedral. O chão estava imundo, havia gente por toda parte, e fiquei com vergonha de me abaixar para pegar os comprimidos. Não foi só um momento constrangedor, como também de tomada de consciência; significava que eu teria de pedir a David para fazer uma receita para mim, o que significa, claro, que teria de falar com ele sobre a minha doença. Não pude deixar de pensar, com mais do que uma ponta de amargura, que Deus raramente abre uma porta sem fechar outra. Mas eu não podia ficar sem o medicamento: da última vez em que tinha parado meu lítio eu fiquei maníaca quase instantaneamente. Não poderia sobreviver a mais um ano como o que tinha acabado de passar.

Naquela noite, antes de nos deitar, contei a David sobre meu transtorno maníaco-depressivo. Estava apavorada com qual seria a reação dele e me senti furiosa comigo mesma por não ter contando antes. Ele ficou em silêncio por um longo tempo, e pude ver que estava considerando todas as implicações, médicas e pessoais, do que eu tinha acabado de dizer. Eu não tinha dúvida de que ele me amava, mas David sabia tão bem quanto eu das incertezas do processo da minha doença. Ele era um oficial do Exército, de uma família extremamente conservadora, estava louco para ter filhos, e o transtorno maníaco-depressivo era hereditário. E também ninguém falava a respeito. Era algo imprevisível e, não raro, fatal. Eu gostaria de nunca ter contado a ele; gostaria de ser normal, gostaria de estar em qualquer lugar menos onde estava. Senti-me uma idiota por esperar que alguém pudesse aceitar o que eu tinha acabado de dizer e me resignei a uma sutil rodada de despedidas educadas. Afinal, nós não éramos casados, nem estávamos seriamente envolvidos há tanto tempo.

Finalmente, depois de uma eternidade, David se virou para mim, abraçou-me pelos ombros e disse em voz baixa: "Entendi. É *muito* azar". Fiquei tremendamente aliviada; também me surpreendi com a absoluta verdade do que ele havia dito. Era mesmo muito azar, e alguém finalmente entendia. Enquanto isso, em meio ao meu alívio, a pequena e fragmentada ilha de humor que restava em minha mente registrou, numa pista totalmente diferente do cérebro, que a frase de David parecia ter sido tirada de um romance de P. G. Wodehouse. Eu disse isso a ele e o fiz se lembrar de um personagem de Wodehouse que reclamava que, apesar de ser verdade que ele não era um tipo descontente, tampouco era verdade que fosse um tipo contente. Nós rimos por um bom tempo, também por certo nervosismo, mas parte do temível gelo foi quebrado.

David não poderia ter sido mais delicado e compreensivo; fez muitas perguntas sobre o que eu tinha passado, o que havia sido mais horrível, o que tinha me deixado mais apavorada e o que poderia fazer para me ajudar quando eu estivesse em crise. De alguma forma, depois daquela conversa, tudo ficou mais fácil para mim: pela primeira vez, senti que não estava lidando sozinha com todas as minhas dores e incertezas, e ficou claro que David realmente queria entender minha doença e cuidar de mim. E começou naquela mesma noite. Expliquei que, em razão dos efeitos relativamente raros do lítio que podiam afetar tanto minha visão como minha concentração, em essência eu não podia ler mais do que um ou dois parágrafos de cada vez. Então, ele leu para mim: leu poesia, Wilkie Collins e Thomas Hardy, com um dos braços embaixo do meu pescoço, de vez em quando acariciando meu cabelo, como se eu fosse uma criança. A cada momento, com muito tato e uma paciência infinita, sua gentileza — e sua fé em mim, em quem eu era e na minha sanidade básica — afastou o pesadelo do temor de humores imprevisíveis e de violência.

Deve ter ficado claro para David que eu queria muito voltar ao meu comportamento normal, pois ele começou, com seu jeito bem sistemático, a me reconfortar. Na noite seguinte, quando voltou para casa, disse que tinha arranjado convites para jantar com dois oficiais graduados do Exército, ambos com transtorno maníaco-depressivo. As noites que passamos com esses dois homens e suas esposas foram inesquecíveis. Um deles, um general, era elegante, charmoso e muito inteligente; tinha uma lucidez inquestionável. Ele era — à parte uma ocasional inquietação no olhar e um leve tom melancólico, ainda que irônico, que transpareciam na sua conversação — indistinguível de qualquer tipo animado, autoconfiante e divertido que se pode conhecer em Londres e em jantares de Oxford. O outro oficial também era maravilhoso — simpático, espirituoso e, assim como o general, tinha um "intimidante, intimidante" sotaque aristocrático. Ele também ocasionalmente demonstrava certa tristeza nos olhos, mas era ótima companhia e continuou sendo, por muitos anos, um amigo bem próximo.

Em nenhum momento nos dois jantares se discutiu sobre transtorno maníaco-depressivo; aliás, a normalidade da noite foi o mais reconfortante e o mais importante para mim. Ser apresentada a homens tão "normais", ambos de um mundo semelhante ao que conhecia quando criança, foi uma das muitas atitudes intuitivas da gentileza de David. "Só a história das nossas generosidades torna este mundo tolerável", escreveu Robert Louis Stevenson. "Não fosse por isso, pelo efeito de palavras gentis, olhares gentis, cartas gentis [...] eu tenderia a pensar na nossa vida como uma piada de mau gosto no pior aspecto possível." Depois de conhecer David, nunca mais vi a vida nesse pior aspecto possível.

Parti de Londres com uma terrível sensação de apreensão, mas David escrevia e telefonava com frequência. No final do outono passamos algum tempo juntos em Washington e, como finalmente estava me sentindo eu mesma de novo, curtia a vida de uma forma que não fazia havia anos. Aqueles dias de novembro permanecem na minha memória como um espiral intenso e romântico de longas caminhadas no frio, visitas a casas antigas e a igrejas mais antigas ainda, leves nevascas cobrindo os jardins do século XVIII de Annapolis e rios congelados percorrendo a baía de Chesapeake. Os jantares eram pontuados por xerez seco e sinuosas conversas sobre quase tudo; as noites eram plenas de maravilhosos atos de amor e um sono tranquilo muito almejado e há muito ausente.

David voltou a Londres; eu voltei a Los Angeles; nós nos escrevíamos e nos falávamos com frequência, sentíamos saudade um do outro e continuamos envolvidos com nossos respectivos trabalhos. Voltei à Inglaterra em maio, e passamos duas semanas dos dias longos e tépidos que precedem o verão em Londres, Dorset e Devon. Um domingo de manhã, depois da missa, subimos nas montanhas para ouvir os sinos tocando, e percebi que de repente David parou e ficou imóvel, respirando com dificuldade. Fez uma piada sobre estar se esforçando demais em exercícios noturnos, nós dois demos risada e a coisa parou por ali.

David foi transferido para o Hospital do Exército Britânico de Hong Kong e fez planos para eu visitá-lo lá. Escreveu com destalhes sobre os eventos noturnos que tinha arranjado para nós, as pessoas que queria que eu conhecesse e o piquenique que faríamos nas ilhas próximas. Eu mal conseguia esperar para estar com ele de novo. Mas então, uma noite, pouco antes da data em que iríamos nos encontrar, eu estava em casa escrevendo um capítulo de um livro didático quando bateram à minha porta. Era uma hora estranha, eu não estava esperando ninguém, e por alguma razão ainda mais estranha de repente me lembrei do que minha mãe dizia sobre como as mulheres dos pilotos tinham medo de o capelão bater à porta. Abri a porta, e era um mensageiro do corpo diplomático com uma carta do oficial comandante de David dizendo que David, que estava exercendo seus deveres clínicos em Katmandu, tinha morrido subitamente de um massivo ataque cardíaco. Ele tinha 44 anos, e eu estava com 32.

Demorei para assimilar. Lembro de ter sentado, voltado ao meu trabalho, escrito um pouco e depois telefonado para minha mãe. Também falei com os pais de David e com o oficial comandante. Mesmo enquanto discutíamos os planos para o funeral, que foi consideravelmente postergado porque o Exército exigia uma autópsia antes de o corpo de David voltar para a Inglaterra, a morte dele não me parecia real. Cumpri todas as formalidades em um estado de choque total — reservei uma passagem, dei meu seminário na manhã seguinte, participei de uma reunião na clínica, renovei meu passaporte, fiz as malas e reuni cuidadosamente as cartas que David havia escrito para mim. Quando estava no avião, organizei metodicamente as cartas na ordem cronológica em que foram escritas; porém, resolvi lê-las só quando chegasse a Londres. No dia seguinte, no Hyde Park, quando sentei para ler as cartas, só consegui chegar até a metade da primeira delas. Comecei a chorar incontrolavelmente. Até hoje, nunca reabri nem reli nenhuma das cartas dele.

Fui até a Harrods para comprar um chapéu preto para o funeral e depois almocei com o oficial comandante de David no clube. Em virtude de sua formação, ele era o psiquiatra-chefe do Exército britânico; de temperamento, era delicado, direto e tremendamente compreensivo. Estava acostumado a lidar com mulheres cujo marido havia morrido inesperadamente, reconhecia um estado de negação e aflição quando se via diante de um e nitidamente percebeu que eu não tinha sequer começado a entender a realidade da morte de David. Falou um longo tempo comigo sobre David, sobre os muitos anos que o conhecera e trabalhara com ele e o quanto era um médico e uma pessoa maravilhosos. Também disse que poderia ser "terrivelmente difícil, mas uma boa ideia" ele ler para mim partes do relatório da autópsia. Na prática, era para me garantir que a gravidade do ataque cardíaco de David foi tal que nenhum tratamento ou intervenção médica teria ajudado. Na verdade, estava claro que ele sabia que a fria linguagem médica me impulsionaria a começar a lidar com o fim de tudo. Com certeza ajudou, embora não tenham sido tanto os detalhes médicos escabrosos que me jogaram contra a realidade; foi mais a afirmação do brigadeiro de que "um jovem oficial acompanhou o corpo do coronel Laurie no avião da Força Aérea Real de Hong Kong até o aeroporto de Brize Norton". David não era mais o coronel Laurie; não era mais o dr. Laurie; era um corpo.

O Exército britânico foi incrivelmente delicado comigo. Por definição, o Exército está acostumado com a morte, em especial com a morte súbita, e muito do consolo vem de suas tradições. Os rituais dos funerais militares são em si previsíveis, reconfortantes, dignificantes, religiosos e terrivelmente definitivos. Os amigos e colegas oficiais de David foram diretos, informais e profundamente compassivos. Deixaram claro que esperavam que eu lidasse bem com a situação, mas também fizeram o máximo que se possa conceber para tornar uma situação terrível mais suportável. Não me deixaram sozinha em nenhum momento, mas também não se amontoaram ao meu redor; me animaram com xerez e uísque; ofereceram conselhos legais. Falaram muito sobre David, de forma aberta e bem-humorada; deixaram pouco espaço para negação.

Durante o funeral em si, o brigadeiro insistiu que eu cantasse os hinos, me abraçou pelos ombros nos momentos particularmente difíceis e riu em voz alta quando disse a ele, durante uma elegia meio excessiva sobre oficiais e cavalheiros, que eu gostaria simplesmente de levantar e dizer que David era ótimo de cama. Apesar da minha repugnância à grotesca redução de um homem de 1,85 metro de altura a uma caixinha de cinzas e de um insuperável desejo de não me aproximar do túmulo, o brigadeiro me empurrou para a frente para assistir, para assimilar, para acreditar que era aquilo mesmo.

Passei o resto do tempo na Inglaterra com amigos e, pouco a pouco, comecei a entender que o futuro que presumira, o amor e o apoio do qual chegara a depender não mais existiam. Lembrei-me de mil coisas assim que David morreu. E havia muitos, muitos arrependimentos: pela perda de oportunidades, por discussões prejudiciais e desnecessárias e pela definitiva percepção de que não havia absolutamente nada que pudesse ser feito para mudar o que era verdade. Eram tantos os sonhos perdidos: todos os nossos planos de uma casa cheia de filhos foram perdidos; quase tudo havia sido perdido. Mas a dor por uma perda, felizmente, é muito diferente da depressão: é triste, é horrível, mas não é sem esperança. A morte de David não me mergulhou numa escuridão insuportável; suicídio nunca me passou pela cabeça. E houve um consolo muito real na solidariedade e enorme generosidade de amigos e da família, e até de estranhos. No dia em que parti da Inglaterra para voltar aos Estados Unidos, por exemplo, um agente da British Airways me perguntou no balcão de passagens se minha viagem havia sido a trabalho ou lazer. Minha compostura, mantida a toda prova há quase duas semanas, de repente desmoronou. Expliquei, em meio a uma torrente de lágrimas, as circunstâncias da minha visita; o agente imediatamente fez um upgrade do meu bilhete e me colocou num lugar em que eu poderia ter o máximo de privacidade possível.

Também deve ter mandado um recado para os comissários de bordo, pois eles também foram extraordinariamente gentis, solícitos e me deixaram a sós com meus pensamentos. Desde aquele dia, sempre que possível, eu voo pela British Airways. E, todas as vezes, sou relembrada da importância de pequenas gentilezas.

Voltei para casa para um tremendo acúmulo de trabalho, o que até ajudou, com a desalentadora exceção das diversas cartas de David que tinham chegado durante a minha ausência. Nos dias que se seguiram, recebi outras duas cartas, atrasadas pelo correio, e depois, como era terrível e inevitável, elas pararam. O choque pela morte de David esmaeceu gradualmente, com o tempo. Mas não a falta que ainda sinto dele. Muitos anos depois da morte dele, pediram-me para falar sobre o assunto. Concluí com um poema escrito por Edna St. Vincent Millay:

> *O tempo não traz alívio; vocês todos mentiram*
> *Me disseram que o tempo amainaria a minha dor*
> *Sinto falta dele no choro da chuva*
> *Eu o desejo sempre que a maré se encolhe*
> *A neve familiar derrete de cada lado da montanha*
> *E as folhas do outono se desfazem em cada esquina*
> *Mas o amargo amor vivido deve permanecer*
> *Amontoados em meu coração, meus pensamentos perduram*
> *Há centenas de lugares em que as lembranças transbordam*
> *E ao entrar com alívio em algum lugar tranquilo*
> *Onde nunca pousaram seus pés ou brilhou seu rosto*
> *Eu digo: "Não há lembrança dele aqui!"*
> *E paro, então, para sentir o golpe da saudade.*

O tempo enfim trouxe alívio. Mas levou seu próprio tempo, e não terrivelmente doce, para fazer isso.

Alguém me disse que choveu

A dor acumulada e a incerteza decorrente da morte de David, bem como minha própria doença, por vários anos reduziram e afunilaram muito as minhas expectativas na vida. Recolhi-me e, para todos os propósitos e intenções, tranquei meu coração a qualquer exposição desnecessária ao mundo. Trabalhei muito. Dirigir uma clínica, lecionar, fazer pesquisas e escrever livros não eram um substituto do amor, mas foram coisas interessantes e deram algum sentido à minha vida tão abruptamente interrompida. Depois de finalmente entender as desastrosas consequências de começar e parar de tomar lítio, passei a tomar o remédio religiosamente e descobri que a vida era muito mais estável e mais previsível do que eu imaginava. Meus humores ainda eram intensos, meu temperamento estava a postos para entrar em ebulição, mas eu conseguia fazer planos com muito mais certezas, e os períodos de negrume total se tornaram menos frequentes e radicais.

Ainda assim, continuava em carne viva e não curada por dentro. Em nenhum momento nos oito anos desde que ingressei no corpo docente da universidade — apesar dos longos e repetidos meses de manias e depressões, da minha tentativa de suicídio e da morte de David — eu me afastei do trabalho por muito tempo, nem de Los Angeles, para cicatrizar ou sanar as imensas e antigas feridas. Então, aproveitando uma das mais fabulosas vantagens do professorado, resolvi passar um ano sabático na Inglaterra.

Assim como St. Andrews muitos anos antes, acabou sendo um belo e maravilhoso interlúdio. Amor, longos períodos só para mim mesma e uma vida maravilhosa em Londres e Oxford deram à minha mente e ao meu coração uma oportunidade de lentamente reunir tudo o que havia sido dilacerado.

Minhas razões acadêmicas para ir à Inglaterra eram conduzir um estudo sobre distúrbios de humor em eminentes artistas e escritores britânicos e redigir um texto médico sobre transtorno maníaco-depressivo que estava escrevendo com um colega. Meu tempo ficou dividido entre trabalhar na faculdade de medicina do Hospital St. George's de Londres e na Universidade de Oxford. As experiências não poderiam ser mais diferentes, cada uma maravilhosa a seu modo. O St. George's, atualmente um grande hospital-escola no meio de um bairro pobre de Londres, era ativo e agitado, como todos os bons hospitais-escolas tendem a ser. Tinha 250 anos de existência e por lá passaram Edward Jenner, o grande cirurgião John Hunter e muitos outros clínicos e cientistas famosos na história da medicina; o hospital era também o local de descanso final de Blossom, a vaca que Jenner usou para fazer pesquisas sobre a vacina contra a varíola. Seu couro desgastado, mas ainda magnificente, ficava numa vitrine na biblioteca médica da escola. Quando a vi pela primeira vez, a distância e sem os meus óculos, achei que era uma bela e excêntrica pintura abstrata. Fiquei encantada quando descobri que na verdade era o couro de uma vaca, e não só de qualquer vaca, e sim de uma vaca tão famosa clinicamente. Havia algo de muito agradável em trabalhar perto da Blossom, e passei muitas horas felizes na companhia dela, trabalhando, ou pensando sobre o trabalho, e de vez em quando dando uma olhada em seus restos mortais irregulares, porém encantadores.

Oxford foi totalmente diferente. Eu era pesquisadora sênior da Merton College, uma das três primeiras faculdades fundadas em Oxford, no século XIII. A capela de Merton foi construída no mesmo período, e alguns dos vitrais incrivelmente lindos das janelas também datam da mesma época. A biblioteca, construída um século depois e uma das melhores bibliotecas medievais da Inglaterra, foi também a primeira a organizar os livros na vertical nas prateleiras, em vez de deitados. Consta que a coleção dos primeiros livros impressos foi dificultada pelo fato de a faculdade estar convencida de que a prensa era apenas uma moda passageira, que jamais substituiria os manuscritos. Algumas dessas convicções extraordinárias — tão isentas das realidades do presente quanto da iminência do futuro — ainda permeiam as faculdades de Oxford, criando tanto aborrecimentos como diversão, dependendo do humor e da circunstância.

Fiquei numa adorável suíte em Merton com vista para as quadras esportivas, onde li (ainda que com dificuldade) e escrevi totalmente em paz, interrompida apenas pela funcionária da faculdade que me trazia o café da manhã e o chá da tarde. O almoço era quase sempre com os professores seniores, um grupo de palestrantes e professores muito interessante, apesar de às vezes estranho, com representantes de todos os campos de estudo da universidade. Havia historiadores, matemáticos, filósofos e acadêmicos literários, mas sempre que possível eu me sentava perto de sir Alister Hardy, o biólogo marinho, um homem fascinante e grande contador de histórias; ficava horas ouvindo os relatos de suas primeiras explorações na Antártida, bem como os argumentos de suas pesquisas em curso sobre a natureza das experiências religiosas. Tínhamos muitos interesses em comum em William James e na natureza de experiências de êxtase, e ele transitava entre diversas áreas, de literatura à biologia e teologia sem pausar ou se esforçar.

Merton não estava somente entre as mais ricas e antigas faculdades de Oxford, era também muito famosa por servir a melhor comida e ter as melhores adegas de vinhos. Por essa razão, não era raro eu ir aos jantares da faculdade em Oxford. Essas noites remetiam a tempos há muito passados: beber xerez e conversar com professores antes do jantar; entrar juntos em fila indiana nos lindos e antigos salões de jantar; achar divertido ver os desgrenhados alunos de graduação de togas pretas se levantarem quando os professores entravam (a deferência tinha certo apelo; talvez a mesura não fosse afinal uma coisa tão ruim). Cabeças abaixadas, rápidas orações em latim, tanto alunos como professores, todos esperávamos o diretor da faculdade se sentar; só então isso era seguido por um ensurdecedor barulho de alunos puxando cadeiras, rindo e falando alto por toda parte nas longas mesas de jantar.

Na mesa dos notáveis, as conversações e o entusiasmo eram mais contidos, e sempre havia conversas oxfordianas de boas cepas, em geral, inteligentes, com frequência, hilariantes e, às vezes, sufocantes; os excelentes pratos acompanhados de ótimos vinhos eram apresentados em menus minuciosamente caligrafados e impecáveis; depois nos retirávamos para salas menores e mais privadas para conhaques e vinhos do Porto e frutas e confeitos de gengibre com o diretor e os professores. Não consigo imaginar como alguém conseguia trabalhar depois desses jantares, mas como todos os professores de Oxford que conheci pareciam ter escrito pelo menos quatro livros definitivos sobre algum tema obscuro, eles devem ter herdado, ou cultivado, tipos muito diferentes de fígados e cérebros. De minha parte, o vinho e o vinho do Porto inevitavelmente mexiam comigo, e depois de pegar o último trem para Londres, ficava olhando a noite pela janela, vagando por outros séculos por mais ou menos uma hora, perdida e feliz em outros mundos e eras.

Apesar de ir a Oxford várias vezes por semana, a maior parte da minha vida se concentrava em Londres. Passava muitas horas agradáveis caminhando por parques e indo a museus e viajava em fins de semana prolongados para ficar com amigos que moravam em East Sussex, andando pelas falésias com vista para o Canal da Mancha. Também voltei a praticar equitação. Sentia a volta de uma incrível sensação de vida e vitalidade quando andava a cavalo pela neblina das manhãs do Hyde Park no clima frio do final do outono e mais ainda quando galopava a esmo pelo interior de Somerset, passando por bosques de faias e plantações agrícolas. Eu tinha esquecido o que era me sentir exposta ao vento e à chuva e à beleza e podia sentir a vida voltando a se infiltrar nas ranhuras do meu corpo e mente, que eu já tinha dado como totalmente mortos ou dormentes.

Usei meu ano em Londres para me fazer perceber o quanto eu vinha simplesmente boiando na superfície da água, mais ocupada em sobreviver e evitar o sofrimento do que me envolvendo ativamente em busca de vida. A oportunidade de escapar das reminiscências da doença e da morte, de uma vida frenética, da responsabilidade de lecionar e clinicar não foi diferente dos meus primeiros anos como aluna de graduação em St. Andrews: me proporcionou um arremedo de paz que até então havia me iludido, um lugar próprio para sarar e refletir, mas, o mais importante, para sarar. A Inglaterra não tinha a característica celta e mágica de St. Andrews — suponho que nada seria igual para mim —, mas devolveu as minhas melhores esperanças na vida. E devolveu a minha fé no amor.

Finalmente consegui mais ou menos aceitar a morte de David. Ao visitar o túmulo dele em Dorset, em um dia frio e ensolarado, fiquei encantada com a beleza do cemitério da igreja onde ele foi enterrado. Não me lembrava de muita coisa do funeral, com certeza não da beleza e tranquilidade do lugar. O silêncio mortal era uma espécie de consolo, suponho, mas não necessariamente do tipo que alguém possa desejar. Depositei um buquê de violetas de hastes longas na lápide e me sentei, passando os dedos pelas letras do nome dele no granito, recordando o tempo que passamos juntos na Inglaterra e em Washington e em Los Angeles. Parecia ter se passado muito tempo, mas eu ainda conseguia ver a figura dele, alta e bonita, rindo de braços cruzados, no alto de uma montanha, durante um de nossos passeios pelo interior da Inglaterra; ainda sentia a presença dele perto de mim, ajoelhados juntos numa estranha intimidade no genuflexório da St. Paul's; e ainda sentia, com absoluta clareza, seus braços em torno de mim, mantendo o mundo a distância, proporcionando consolo e segurança em meio à desolação total. Mais do que qualquer coisa, queria que ele pudesse ver o quanto eu estava bem, poder de alguma forma retribuir sua generosidade e fé em mim. Mas, acima de tudo, enquanto estava ali sentada no túmulo, pensei em todas as coisas que David havia perdido ao morrer tão jovem. Em seguida, depois de uma hora ou mais perdida em meus pensamentos, eu me surpreendi ao perceber que estivera pensando, pela primeira vez, sobre o quanto David havia perdido, não em quanto nós dois juntos perderíamos.

    David havia me amado e aceitado de uma maneira extraordinária; sua firmeza e generosidade tinham me apoiado e me salvado, mas ele estava morto. Entretanto, a vida continuava — por causa dele e a despeito da sua morte. E agora, quatro anos depois da morte dele, eu encontraria um tipo muito diferente de amor e uma renovada fé na vida. Isso aconteceu por conta de um inglês elegante, melancólico e totalmente encantador que eu tinha conhecido no início do ano. Nós dois sabíamos que, em virtude de circunstâncias pessoais e profissionais, nosso caso teria de terminar com o término do ano, mas foi — apesar ou por causa disso — uma relação que conseguiu, finalmente, restaurar o amor e o riso e o desejo em uma vida isolada em mim mesma, com o coração totalmente enregelado.

    Nós nos conhecemos em um jantar em Londres durante uma das minhas primeiras visitas à Inglaterra; foi, de forma inquestionável e maravilhosa, amor à primeira vista. Nenhum dos dois tomou consciência de ninguém mais na mesa de jantar daquela noite, e nenhum dos dois — mais tarde nós concordamos com isso — fora antes tão total e irracionalmente arrebatado pelo poder do que sentimos. Muitos meses depois, quando voltei a Londres para o meu ano sabático, ele telefonou e me convidou para jantar. Eu tinha alugado uma daquelas antigas estrebarias reformadas em South Kensington, por isso fomos a um restaurante lá perto. Foi, para nós dois, a continuação do que sentimos quando nos conhecemos. Fiquei encantada pela facilidade com que ele me entendia e fisicamente arrebatada por sua intensidade. Nós dois sabíamos, muito antes de o vinho fazer efeito, que não havia nenhum jeito de voltar atrás.

Chovia quando saímos do restaurante, e ele passou o braço em torno de mim e corremos para minha casa. Assim que chegamos, ele me manteve bem perto por um longo tempo. Sentia a umidade e o cheiro da chuva no paletó dele, senti seus braços ao meu redor e me lembrei, com alívio, o quanto os cheiros, a chuva, o amor e a vida podem ser extraordinários. Fazia muito tempo que eu não ficava com um homem e, percebendo isso, ele foi delicado e gentil e tremendamente amoroso. Nós nos encontrávamos sempre que podíamos. Como ambos éramos propensos a humores e sentimentos intensos, podíamos facilmente consolar um ao outro e, da mesma forma, dar mais espaço um ao outro sempre que necessário. Conversávamos sobre tudo. Ele era quase assustadoramente intuitivo, inteligente, passional e, às vezes, profundamente melancólico, e acabou me conhecendo melhor do que qualquer um que já havia me conhecido. Não tinha dificuldade em ver a complexidade das situações emocionais ou dos humores — sua própria condição o tornava bem capaz de entender e respeitar a irracionalidade, entusiasmos incontroláveis, paradoxos, mudanças e contradições. Ambos adorávamos poesia, música, tradição e irreverência e tínhamos uma inabalável consciência do lado mais sombrio de quase tudo que era luminoso e do lado mais luminoso de quase tudo que era mórbido e funesto.

Criamos um mundo nosso de discussões, desejo e amor, vivendo de champanhe, rosas, neve, chuva e tempo livre, uma ilha intensa e particular de vida restaurada para nós dois. Não hesitava em contar a ele tudo sobre mim mesma, e ele, como David, foi muito compreensivo com meu transtorno maníaco-depressivo. Sua reação imediata, quando falei a respeito, foi me beijar delicadamente nas duas bochechas e dizer: "Eu achava que era impossível amar você mais do que amo". Ficou em silêncio por um tempo e acrescentou: "Na verdade, isso não me surpreende, mas explica certa vulnerabilidade que acompanha sua ousadia. Estou muito contente por você ter me contado". E ele estava dizendo a verdade. Não eram apenas palavras para encobrir sentimentos incômodos. Tudo que ele fez e disse depois da nossa conversa só ressaltou o significado de suas palavras. Ele entendia, levava em conta e punha em perspectiva as minhas vulnerabilidades, mas também conhecia e amava a minha força da maneira como a via. Mantinha as duas coisas em mente, protegendo-me da aflição e da dor da minha doença e amando os aspectos de mim que via como carregados de paixão pela vida, pelo amor, pelo trabalho e pelas pessoas.

Falei com ele sobre meus problemas relacionados a tomar lítio, mas também que minha vida dependia disso. Contei que tinha discutido com meu psiquiatra sobre a possibilidade de tomar uma dose mais baixa, na esperança de aliviar alguns dos efeitos colaterais mais problemáticos; eu estava ansiosa para fazer isso, mas com muito medo de ter uma recaída das minhas manias. Ele argumentou que não poderia haver um período mais seguro ou resguardado da minha vida para fazer isso do que o atual e que me acompanharia no processo. Depois de discutir a respeito com meu psiquiatra em Los Angeles e meu médico em Londres, comecei, muito lentamente, a reduzir a quantidade de lítio que tomava. O efeito foi radical. Era como se eu tivesse tirado um curativo dos olhos depois de muitos anos de cegueira parcial. Alguns dias depois de ter reduzido minha dose, eu estava andando pelo Hyde Park, na beira do lago, quando percebi que meus passos estavam literalmente mais saltitantes do que o normal e que via coisas e ouvia sons que antes eram filtrados por grossas camadas de gaze. O grasnar dos patos era mais insistente, mais nítido e mais intenso; os calombos na calçada eram mais perceptíveis; eu me sentia mais enérgica e viva. Mais importante, consegui voltar a ler sem esforço. Em resumo, foi excepcional.

Naquela noite, esperando a chegado do meu inglês intenso e reflexivo — bordando, vendo a neve cair, ouvindo Chopin e Elgar —, eu repentinamente tomei consciência do quanto a música parecia nítida e pungente, como era intenso, lindo e melancólico ver a neve e esperar por ele. Eu estava sentindo mais a beleza, mas a tristeza também era mais real. Quando ele chegou — elegante, saindo de um jantar formal, de smoking, uma echarpe de seda branca pendendo displicentemente do pescoço, uma garrafa de champanhe na mão —, eu pus para tocar a "Sonata Para Piano em Si bemol maior D. 960", de Schubert. O erotismo atormentado e lindo me encheu de emoção e me fez chorar. Chorei pela pungência de toda a intensidade que tinha perdido sem saber e chorei pelo prazer de voltar a viver aquela experiência. Até hoje, não consigo ouvir essa peça musical sem me sentir envolvida pela linda tristeza daquela noite, pelo amor que tive o privilégio de conhecer, pela recordação do equilíbrio precário existente entre a sanidade e o sutil e terrível amortecimento dos sentidos.

Certa vez, depois de vários dias totalmente a sós e sem nenhum contato com o mundo exterior, ele me trouxe uma antologia de textos sobre o amor. Selecionou um trecho curto que captava a essência não só daqueles dias intensos e gloriosos, como também do ano inteiro:

Obrigado por um fim de semana adorável.
    Alguém me disse que choveu.

O amor observa a loucura

Eu estava apavorada de voltar da Inglaterra. Meus humores tinham se mantido no rumo certo por mais tempo do que eu conseguia lembrar; meu coração estava vivo de novo; e minha mente se mantinha em estado de graça, depois de trotar, pastar e refletir sobre seu estado menos medicado em Oxford e no St. George's. Era cada vez mais difícil imaginar sair do ritmo agradável dos dias em que me reencontrei em Londres, e mais difícil ainda pensar em perder a paixão e o entendimento íntimo que preenchiam as minhas noites. A Inglaterra pusera de lado a maior parte das minhas incessantes ponderações sobre os "e se", os "porquês" e os "como poderia ter sido"; também havia posto de lado, de um jeito bem diferente, minha incansável guerra contra o lítio, cuja maior parte nada mais era do que uma fútil batalha contra os postulados da minha própria mente. Essas guerras tinham me custado caro em tempo perdido e, sentindo-me eu mesma de novo, não queria arriscar perder mais tempo do que já perdera. A vida passou a valer muito para ser desperdiçada.

Inevitavelmente, o ano se passou: as neves e os conhaques mornos do inverno inglês deram lugar às chuvas leves e aos vinhos brancos do começo do verão. Rosas e cavalos apareceram no Hyde Park; lindos e diáfanos botões de macieiras floresciam nos ramos enegrecidos das árvores de St.

James' Park; e as longas e estáticas horas da luz do verão lançavam matizes eduardianos nos dias anteriores à minha partida. Era difícil me lembrar da minha vida em Los Angeles, e mais difícil ainda pensar em retornar aos dias caóticos da administração de uma grande clínica universitária cheia de pacientes muito doentes, dar aulas e atender um amontoado de casos de pacientes de novo. Estava começando a ter dúvidas se conseguiria me lembrar dos detalhes de como conduzir um histórico de exames psiquiátricos, sem mencionar ensinar outros a fazer isso. Sentia-me relutante em sair da Inglaterra, e ainda mais relutante em voltar a uma cidade que associava não só a uma massacrante carreira acadêmica, como também a colapsos nervosos, aos rescaldos exaustivos, frios e exangues que se seguiam e à extenuante farsa de fingir estar bem quando não estava e agir de forma simpática mesmo quando me sentia péssima.

Mas eu estava muito enganada nas minhas previsões. Aquele ano foi muito mais que um interlúdio repousante; foi, de fato, realmente restaurador. Lecionar voltou a ser prazeroso; o trabalho de supervisão dos residentes e estagiários da clínica era, como nos primeiros dias, agradável; e examinar pacientes me deu a oportunidade de tentar pôr em prática algo do que aprendi com minhas próprias experiências. A exaustão mental tinha cobrado um preço alto e terrível, mas, estranhamente, só quando voltei a me sentir bem, enérgica e animada, tive a verdadeira noção do preço cobrado.

Por isso o trabalho foi bem e relativamente tranquilo. Muito do meu tempo foi empregado em um livro-texto de que era coautora sobre transtorno maníaco-depressivo. Fiquei encantada com o quanto era mais fácil ler, analisar e reter textos médicos que, até recentemente, precisava lutar muito para compreender. Comecei a escrever as minhas partes do livro com uma mistura satisfatória de ciência, prática clínica e experiências pessoais. Fiquei preocupada que essas experiências pudessem influenciar — em conteúdo ou ênfase — partes do que eu escrevia, mas meu coautor sabia muito bem da minha doença, e muitos outros clínicos e cientistas também revisaram o que nós escrevemos. Contudo, muitas vezes me via extraindo certos aspectos do que havia passado para enfatizar um ponto específico de fenomenologia ou prática clínica. Muitos dos capítulos que escrevi — sobre suicídio, negligência na medicação, infância e adolescência, psicoterapia, descrições clínicas, criatividade, personalidade e comportamento interpessoal, transtornos de pensamento, de percepção e cognição — foram influenciados pela minha firme convicção de que eram áreas até então relativamente subestimadas no campo. Outros — como epidemiologia, abuso de álcool e drogas e avaliação de estados maníacos e depressivos — eram mais diretamente uma revisão da literatura psiquiátrica existente.

No capítulo de descrição clínica — a caracterização básica de estados maníacos e hipomaníacos, estados depressivos e conflitivos, bem como os aspectos ciclotímicos subjacentes a essas condições clínicas — eu me apoiei não só no trabalho de clínicos clássicos como o professor Emil Kraepelin e dos muitos pesquisadores que conduziram extensos estudos de bancos de dados, como também em textos próprios de pacientes maníaco-depressivos. Muitas das descrições eram de escritores e artistas que forneceram representações vívidas e altamente articuladas de suas manias, depressões e estados conflitivos. A maior parte dos demais relatos era de meus pacientes ou trechos extraídos da literatura psiquiátrica. Em alguns poucos exemplos, contudo, usei descrições de experiências próprias que havia escrito para minhas aulas ao longo dos anos. Assim, intermeados nos estudos clínicos, frequências de sintomas e descrições clássicas da literatura médica europeia e britânica, havia excertos de poemas, romances e relatos autobiográficos escritos por indivíduos que sofreram de transtorno maníaco-depressivo.

Vezes e mais vezes, em decorrência das minhas experiências clínicas e pessoais, eu me via enfatizando a terrível letalidade do transtorno maníaco-depressivo, a horrível agitação envolvida nos estados maníacos conflitivos e a importância de lidar com a relutância dos pacientes em tomar lítio ou outros medicamentos para controlar seus humores. Ter que me distanciar de meus próprios sentimentos e do passado para escrever de maneira mais cerebral e acadêmica foi revigorante, forçando-me a estruturar e dar uma perspectiva mais objetiva ao turbilhão pelo qual havia passado. De modo geral, a ciência do campo não só era empolgante, como também apresentava esperanças muito realistas de novos tratamentos. Embora às vezes fosse perturbador ver emoções e comportamentos fortes e complicados destilados em frases de diagnósticos frios, era difícil não ser envolvida pelos novos métodos e descobertas de um campo em rápido progresso de medicina clínica.

Estranhamente, acabei gostando muito da disciplina e da obsessão que acompanham o desenvolvimento de incontáveis tabelas de dados. Havia algo de animador e reconfortante em anotar números e mais números, percentuais e mais percentuais no conteúdo das tabelas; criticar os métodos usados em vários estudos; e depois tentar entender o sentido geral do grande número de artigos e livros que haviam sido revisados. Da mesma forma que me sentia assustada ou preocupada quando era criança, percebi que fazer perguntas, rastrear as respostas o melhor possível e em seguida fazer mais perguntas eram a melhor maneira de conseguir um distanciamento da ansiedade e uma estrutura para a compreensão.

A redução do meu nível de lítio não só permitiu clareza de pensamento, como também que a vivacidade e a intensidade das experiências voltassem a minha vida; esses elementos já tinham formado o cerne do meu temperamento normal, e sua ausência tinha deixado lacunas ocas no modo como eu podia reagir ao mundo. A estruturação rígida demais de meus humores e meu temperamento, resultante de doses maiores de lítio, deixava-me menos resiliente ao estresse do que uma dose mais baixa. Da mesma forma como as normas de construção de prédios na Califórnia são elaboradas para evitar danos por terremotos, doses menores de lítio proporcionaram mais folga para minhas emoções oscilarem um pouco. Portanto, e muito estranhamente, ganhei uma nova solidez tanto no meu pensamento como nas minhas emoções. Gradualmente, conforme comecei a olhar ao redor de mim, percebi que esse era o tipo de equilíbrio e previsibilidade com que a maioria das pessoas vivia e o qual provavelmente aceitava tacitamente.

Quando ainda era aluna de graduação, fui orientadora de estatística de um aluno cego; ele vinha uma vez por semana, com seu cão-guia, até minha saleta no subsolo do prédio da psicologia. Fui muito afetada por esse trabalho, percebendo o quanto era difícil para ele fazer as coisas que eu tirava de letra e ao observar o relacionamento extremamente próximo que tinha com seu cão pastor que, assim que o levava até a minha sala, imediatamente se enrodilhava e adormecia aos pés dele. No decorrer do ano letivo, eu me senti mais à vontade para perguntar a ele como era a vida de um cego; como era ser um cego, jovem e estudante de graduação na Universidade da Califórnia e qual era a sensação de depender tanto dos outros para aprender e sobreviver. Depois de vários meses, tive a ilusão de ter ao menos alguma noção, ainda que pequena, de como era a vida para ele. Então, um dia ele me perguntou se eu não me importava se nossa aula fosse ministrada na sala escura de leitura para cegos, no subsolo da biblioteca, e não na minha saleta.

Cheguei à sala de leitura com certa dificuldade e comecei a entrar. Parei de repente, quando percebi com horror que a sala era quase totalmente escura. E totalmente silenciosa, sem nenhuma luz acesa e meia dúzia de estudantes debruçados sobre livros ou ouvindo com atenção as fitas de áudio das aulas gravadas dos professores. Um arrepio percorreu minha espinha dorsal com a estranheza da cena. Meu aluno ouviu quando eu cheguei, levantou, foi até o interruptor e acendeu as luzes para mim. Foi um daqueles momentos nítidos em que você percebe que não entendeu nada de nada, que não tem uma verdadeira compreensão do mundo de outra pessoa. À medida que fui entrando no mundo de humores mais estáveis e de uma vida mais previsível, comecei a perceber que sabia muito pouco sobre esse mundo e que não tinha uma verdadeira ideia de como seria viver em tal lugar. Sob diversos aspectos, eu era uma estranha ao mundo normal.

Foi um pensamento reconfortante, e de dois gumes. Meus humores continuavam mudando com frequência e precipitação suficientes para me causar experiências ocasionalmente inebriantes e limítrofes; essas manias inofensivas eram infundidas com uma intensa exuberância que voava alto, uma absoluta certeza de propósito e uma fácil cascata de ideias que por tanto tempo tornaram tão difícil tomar lítio. Mas quando inevitavelmente se seguia o cansaço sombrio, eu voltava a reconhecer que tinha uma doença séria, que poderia destruir todo o meu prazer, minha esperança e minha competência. Comecei a invejar a firmeza cotidiana de que a maioria dos meus colegas parecia desfrutar. Também comecei a perceber o quanto desgastante e preocupante tinha se tornado o simples fato de manter minha mente flutuando acima da superfície da água. Era verdade que muito fora produzido durante os dias e semanas de euforia, mas também era verdade que gerava novos projetos e assumia novos compromissos, que depois teriam de ser concluídos durante os períodos mais cinzentos. Eu vivia correndo atrás do rabo do meu cérebro, recuperando-me e lidando com novos humores e novas experiências. O novo começou a ficar desprovido tanto da novidade como do esplendor, e o mero acúmulo de experiências começou a parecer muito menos significativo do que eu imaginava ao explorar as profundezas de como tais experiências deveriam ser.

Os extremos dos meus humores estavam longe de ser tão pronunciados como já haviam sido, mas ficou claro que uma instabilidade intermitente e de baixo grau se tornara parte integrante da minha vida. Agora, depois de muitos anos, finalmente me convencia de que certa prontidão intelectual não só era desejável como essencial; porém, em algum lugar do meu coração, continuava a acreditar que o amor intenso e duradouro só era possível num clima de paixões tumultuosas. Isso, a meu ver, consignava-me a estar com um homem cujo temperamento fosse muito semelhante ao meu. Demorei a entender que o caos e a intensidade não são substitutos para um amor duradouro, nem necessariamente uma melhoria na vida real. Nem sempre as pessoas normais são chatas. Ao contrário. A volatilidade e a paixão, embora quase sempre mais românticas e sedutoras, não são intrinsecamente preferíveis à firmeza da experiência e dos sentimentos por outra pessoa (tampouco incompatíveis). Estas são convicções, é claro, que se tem intuitivamente em relação a amigos e familiares; elas se tornam menos óbvias quando enredadas numa vida romântica que reflete, amplia e perpetua um temperamento e uma vida emocional voláteis. Foi com prazer, mas com um sofrimento considerável, que aprendi sobre as possibilidades do amor — com sua firmeza e seu amadurecimento — com meu marido, o homem com quem vivi por quase uma década.

Conheci Richard Wyatt em uma festa de Natal em Washington, e ele não era absolutamente nada do que eu esperava. Já tinha ouvido falar dele — era um pesquisador de esquizofrenia bem conhecido, chefe da neuropsiquiatria no Instituto Nacional de Saúde Mental e autor de mais de setecentos livros e artigos científicos — mas eu estava totalmente despreparada para o homem bonito, despretensioso e modestamente encantador com quem me vi conversando ao lado de uma gigantesca árvore de Natal. Ele não era apenas atraente, era muito fácil conversar com ele, e nos encontramos com frequência nos meses seguintes. Menos de um ano depois de nos conhecermos, voltei a Londres para passar mais seis maravilhosos meses sabáticos de licença da UCLA, depois voltei a Los Angeles pelo tempo suficiente de cumprir minhas obrigações pós-sabáticas e fazer planos de me mudar para Washington. O processo todo foi um namoro curto, porém, muito convincente. Eu adorava estar com ele e o considerava não só incrivelmente inteligente, como também imaginativo, tremendamente curioso, com uma mente aberta e arejada e maravilhosamente tranquilo. Já na época, logo no início da nossa relação, eu não conseguia imaginar minha vida sem ele. Eu me demiti da minha livre-docência na faculdade de medicina e lamentando muito sair da Universidade da Califórnia, que eu adorava, e com uma considerável ansiedade quanto às implicações financeiras de abrir mão de um rendimento seguro. Mas depois comecei a comparecer a uma longa rodada de festas de despedida organizadas por colegas, amigos e alunos. Num balanço geral, no entanto, saí de Los Angeles com poucos arrependimentos. Para mim, nunca tinha sido uma "Cidade dos Anjos", e me senti mais do que feliz em deixá-la, primeiro a milhares de pés abaixo de mim — e depois, finalmente, a milhares de quilômetros para trás — preenchidos por uma quase morte, uma inocência totalmente estilhaçada e recorrentes perturbações e abalos mentais. A vida na Califórnia em geral quase sempre foi boa, até maravilhosa, mas era difícil para mim ver qualquer um desses aspectos quando voltei a Washington para morar. A sempre prometida, sempre ilusória e infinitamente complexa Terra Prometida me parecia exatamente isso: prometida.

Eu e Richard nos mudamos para uma casa em Georgetown e logo confirmamos o que nosso senso comum já deveria ter nos informado: não poderíamos ser pessoas mais diferentes. Ele vivia em marcha lenta, eu era intensa; Richard era capaz de passar quase sem notar por coisas que me tiravam do sério; era difícil deixá-lo nervoso, eu tinha pavio curto; ele assimilava o mundo com suavidade, às vezes sem nem perceber, enquanto eu era rápida nas sensações de dor ou prazer. Na verdade, na maioria das vezes e na maior parte do tempo ele era um homem moderado; eu era mais rápida em desdenhar, mais ligeira para sentir e talvez mais pronta para tentar curar mágoas que inevitavelmente causávamos um ao outro. Óperas e concertos, pilares da minha existência, eram uma tortura para ele, assim como longas e detalhadas conversas que duravam mais de três dias sobre férias. Não combinávamos em nada. Eu vivia envolvida em milhares de entusiasmos ou profundos desesperos; Richard, que durante quase o tempo todo mantinha um curso emocional estável, achava difícil de lidar — ou, pior ainda, de levar a sério — meus humores intensos e voláteis. Não tinha ideia de como agir comigo. Se eu perguntasse sobre o que ele estava pensando, nunca era sobre morte, a condição humana, relacionamentos ou nós; quase sempre era sobre algum problema científico ou, de vez em quando, um paciente. Exercia sua ciência e a prática da medicina com a mesma intensidade romântica que integrava a maneira como eu vivia minha vida.

Tornou-se claro que ele não iria ficar me olhando intensamente nos olhos durante longos jantares e ótimos vinhos, nem discutir literatura e música tomando café e vinho do Porto tarde da noite. Aliás, na verdade ele *não conseguia* ficar parado muito tempo, tinha um ciclo de atenção muito curto, não bebia muito, nunca tomava café e não se mostrava particularmente interessado pelas complexidades dos relacionamentos ou manifestações artísticas. Não tinha paciência para poesia e ficava genuinamente surpreso de eu passar tanto do meu dia simplesmente andando a esmo, sem rumo, indo ao zoológico, visitando galerias de arte, passeando com meu cachorro — um bassê meigo, totalmente independente, morbidamente tímido chamado Pumpkin — ou me encontrando com amigos no almoço ou café da manhã. No entanto, nenhuma vez nos anos em que estivemos juntos duvidei do amor que Richard sentia por mim, nem do que eu sentia por ele. O amor, como a vida, é muito mais estranho e muito mais complicado do que fomos ensinados a acreditar. Nossos interesses intelectuais em comum — medicina, ciência e psiquiatria — são muito fortes, e nossas diferenças, tanto em estilo como em substância, permitiram-nos um alto grau de independência que foi essencial e, em última análise, manteve-nos tão próximo um do outro ao longo dos anos. Minha vida com Richard se tornou um porto seguro: um lugar extremamente interessante, cheio de amor e aconchego e sempre um pouco exposto ao mar aberto. Porém, como qualquer porto seguro que consegue manter tanto a fascinação como a segurança, não foi tão suave velejar até chegar lá.

Quando contei a Richard sobre o meu transtorno maníaco-depressivo, logo depois de nos conhecer, ele pareceu genuinamente atônito. Estávamos numa mesa do principal salão de jantar do Del Coronado Hotel de San Diego; ele deixou de lado o hambúrguer que estava comendo, olhou direto nos meus olhos e, sem pestanejar, disse bem secamente: "Isso explica muita coisa". Ele foi tremendamente delicado. Assim como David Laurie, ele me fez um monte de perguntas sobre a forma que tomava a minha doença e como ela afetava a minha vida. Talvez por ambos sermos médicos, também fez muitas e muitas perguntas de natureza mais clínica: quais eram os meus sintomas quando eu estava maníaca, o quanto estive deprimida, se já havia tentado suicídio, quais medicamentos havia tomado no passado, quais medicamentos tomava no momento, se sentia alguns efeitos colaterais. Foi, como sempre, tranquilo e reconfortante; fossem quais fossem as preocupações que tenha sentido, foi delicado e inteligente o bastante para guardar para si mesmo.

Porém, como eu bem sabia, um entendimento num nível abstrato não se traduz necessariamente em um entendimento no nível cotidiano. Já tinha me tornado fundamental e profundamente cética quanto à possibilidade de qualquer um que não tenha essa doença conseguir realmente entendê-la. E, em última análise, provavelmente é irracional esperar o tipo de aceitação que tão desesperadamente se deseja. Não é uma doença que provoque uma empatia fácil. Quando um humor inquieto ou um conflito se transformam em raiva, ou violência, ou psicose, Richard, como a maioria, tem muita dificuldade para ver essa manifestação como uma doença, e não como uma expressão voluntariosa de irritação, irracionalidade ou simplesmente algo cansativo. O que sinto além do meu controle pode parecer a ele intencional e assustador. Nesses momentos, é impossível para mim transmitir minha dor e meu desespero; é mais difícil ainda, depois, recuperar-se das atitudes prejudiciais e das palavras terríveis. Essas horríveis manias sombrias, com suas arestas agitadas, ferozes e incontroláveis, são compreensivelmente difíceis para Richard entender, e quase tão difíceis para mim de explicar.

Não há amor capaz de curar a loucura ou desanuviar humores sombrios. O amor pode ajudar, pode tornar a dor mais tolerável, mas sempre existe a dependência de um medicamento que pode ou não funcionar e que pode ou não ser tolerável. A loucura, por outro lado, com certeza tem a capacidade, e o faz com frequência, de matar o amor com sua desconfiança, pessimismo implacável, descontentamentos, comportamentos erráticos e, principalmente, com seus humores incontroláveis. As depressões mais tristes, sonolentas, morosas e menos voláteis são mais compreensíveis intuitivamente e mais facilmente assimiladas com calma. Uma melancolia calada não é nem ameaçadora nem fica além da compreensão comum; um desespero vexatório, raivoso e violento envolve as duas coisas. Ao longo de muito tempo, a experiência e o amor nos ensinaram muito sobre como lidar com o transtorno maníaco-depressivo; às vezes, eu dou risada e digo a Richard que seu temperamento imperturbável equivale a trezentos miligramas de lítio por dia para mim, o que provavelmente é verdade.

Às vezes, no meio de um dos meus levantes terríveis e destrutivos de humor, sinto a quietude de Richard perto de mim e me lembro da maravilhosa descrição de Byron do arco-íris que se manifesta "como Esperança sobre um leito de morte", na beira de uma catarata selvagem e violenta; porém, "enquanto tudo ao redor é despedaçado / Pelas águas distraídas", o arco-íris permanece sereno:

> *Parecendo, em meio à tortura da cena,*
> *Que o Amor observa a Loucura com o semblante inalterável.*

Mas se o amor não é a cura, com certeza pode funcionar como um forte remédio. Como escreveu John Donne, ele não é tão puro e abstrato como se pode pensar ou desejar, mas resiste, e amadurece.

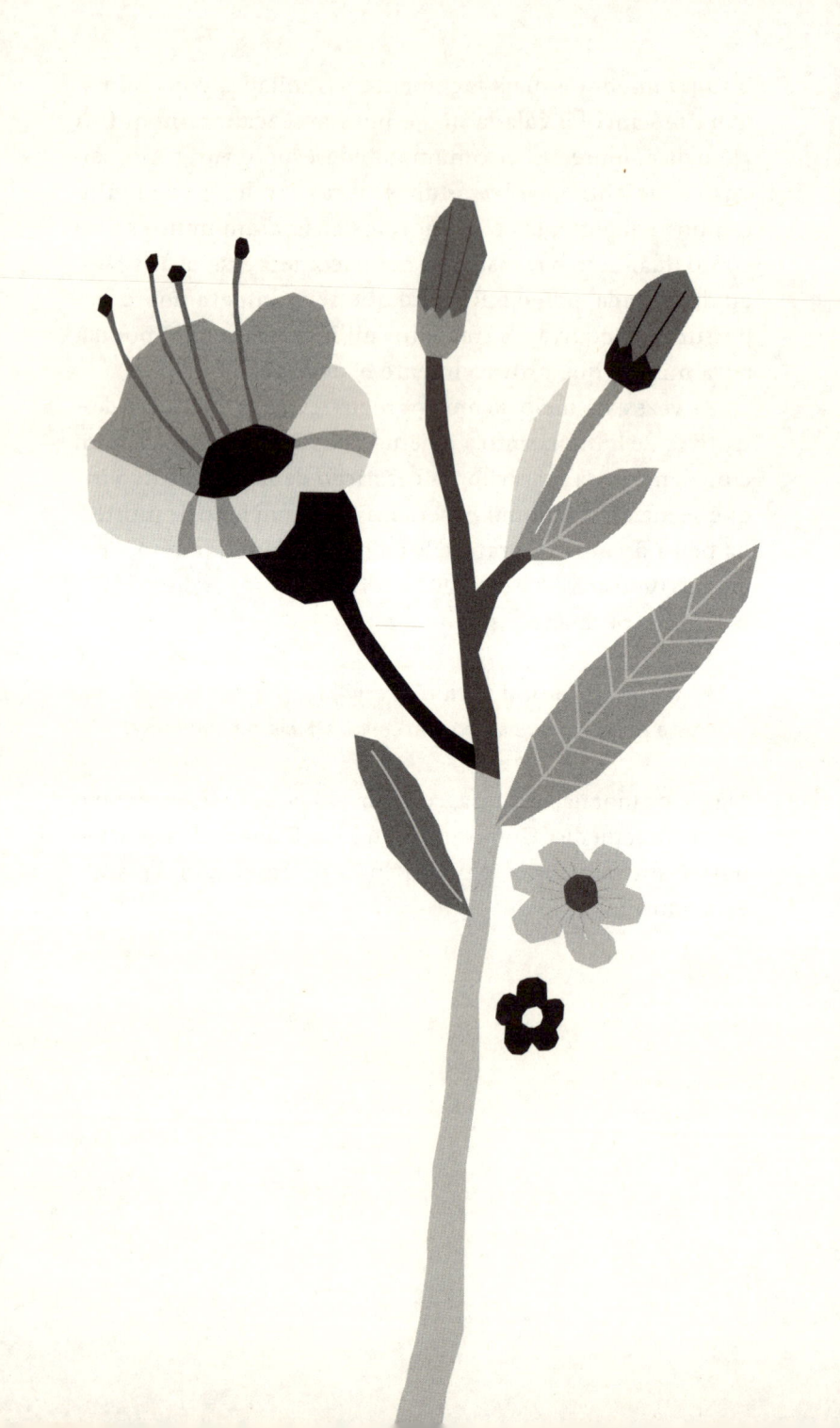

UMA MENTE INQUIETA

Parte Quatro

Falando de loucura

Pouco antes de trocar Los Angeles por Washington, recebi a carta mais insultuosa e desagradável que já me escreveram. Não foi de um colega ou paciente, e sim de uma mulher que, ao ver o anúncio de uma palestra que eu iria dar, ficou indignada por ter usado a palavra "loucura" no título. Segundo escreveu, eu estava sendo insensível e crassa e claramente não tinha absolutamente ideia do que era sofrer de uma coisa tão horrível como o transtorno maníaco-depressivo. Era apenas mais uma médica escalando na minha carreira acadêmica pisando sobre cadáveres de doentes mentais. Fiquei chocada com a ferocidade da carta, ressentida, mas acabei pensando muito e longamente sobre a linguagem da loucura.

Na linguagem usada para discutir e descrever uma doença mental, muitas coisas diferentes — o caráter descritivo, a banalidade, a precisão clínica e o estigma — se intersectam para criar confusão, mal-entendidos e um gradual desbotamento de palavras e frases tradicionais. Deixou de ser claro quais lugares palavras como "louco", "biruta", "maluco", "pirado" ou "interditável" podem ter numa sociedade cada vez mais sensível aos sentimentos e direitos dos doentes mentais. Será que, por exemplo, expressões em geral engraçadas — termos como "de porta do hospício", "louco de pedra", "subindo pelas paredes", "tem um parafuso a menos" ou "soltando bolhas" (expressão usada por tripulações de submarinos britânicos) — devem ser reféns das ondas e modismos da linguagem "correta" ou "aceitável"?

Um amigo meu, antes de ser demitido de um hospital psiquiátrico depois de uma crise maníaca aguda, foi obrigado a frequentar uma espécie de sessão de terapia em grupo designada para aumentar a conscientização, que recomendava a futuros ex-pacientes a não usar palavras como "aloprado", "lelé", "esquizo", "lunático", "matusquela" ou "desvairado", tampouco permitir o uso delas em sua presença. Acreditava-se que o uso destas palavras "perpetuaria a falta de autoestima e um estigma de si mesmo". Meu amigo considerou o exercício paternalista e ridículo. Mas será? Por um lado, era uma recomendação totalmente louvável e profissional, ainda que excessivamente prudente: a dor de ouvir essas palavras, no contexto errado e no tom errado, é aguda; a lembrança da insensibilidade e do preconceito perdura por muito tempo. Também não há dúvida de que a permissão de que tal linguagem permaneça não avaliada ou não corrigida não só causa sofrimentos pessoais como contribui, tanto direta como indiretamente, para a discriminação em empregos, em seguradoras e na sociedade como um todo.

Por outro lado, a suposição de que rejeitar rigidamente palavras e frases que existem há séculos tenha muito impacto nas atitudes do público é bastante duvidosa. Dá a ilusão de respostas fáceis a situações impossivelmente difíceis e ignora o forte papel do humor e da ironia como agentes positivos na noção de si mesmo e nas mudanças sociais. É inegável a necessidade de liberdade, diversidade, humor e franqueza na linguagem sobre estados mentais e comportamentos anormais. Da mesma forma, há uma profunda necessidade de mudança na percepção do público em relação à doença mental. O tema certamente tem a ver com o contexto e a ênfase. A ciência, por exemplo, exige uma linguagem altamente precisa. É muito frequente que os temores e mal-entendidos do público, as necessidades da ciência, as baboseiras da psicologia popular e os objetivos da defesa dos doentes mentais se misturem numa confusão divisória.

Um dos melhores casos nessa questão são as discussões sobre o uso do termo cada vez mais popular "transtorno afetivo bipolar" — agora firmemente entrincheirado na nomenclatura do *Diagnostic and Statistical Manual* (DSM-V) [Manual Diagnóstico e Estatístico de Transtornos Mentais], o sistema de referência de diagnósticos publicado pela Associação Americana de Psiquiatria — no lugar do termo histórico "transtorno maníaco-depressivo". Embora sempre tenha me considerado "maníaco-depressiva", meu diagnóstico DSM-V é "transtorno bipolar I; recorrente, grave com aspectos psicóticos; total recuperação entre episódios" (um dos muitos critérios de diagnóstico DSM-V) que eu "preenchi" ao longo do tempo, e um dos meus favoritos pessoalmente, é um "envolvimento excessivo em atividades prazerosas"). Obviamente, como clínica e pesquisadora, acredito que estudos clínicos e científicos, para serem realizados com exatidão e confiabilidade, devem se basear no tipo de linguagem precisa e nos critérios explícitos de diagnóstico que formam o cerne do DSM-V. Nenhum paciente ou membro da família estará bem-servido por uma linguagem expressiva e elegante se ela for imprecisa e subjetiva. Pessoalmente e como paciente, contudo, acho a palavra "bipolar" estranha e intensamente ofensiva: parece-me obscurecer e minimizar a doença que supostamente deveria representar. A descrição "maníaco-depressivo", por outro lado, parece captar tanto a natureza como a gravidade da doença que eu tenho, em vez de encobrir a realidade da condição.

A maioria dos clínicos e muitos pacientes consideram "transtorno afetivo bipolar" menos estigmatizante do que "transtorno maníaco-depressivo". Talvez seja, mas talvez não. Certamente, os pacientes que sofrem da doença deveriam ter o direito de escolher com que termo se sentem mais confortáveis. Mas isso levanta duas questões: será que o termo "bipolar" é mesmo clinicamente preciso e será que mudar o nome de uma condição resulta realmente numa maior aceitação do termo? A resposta à primeira questão, que diz respeito à precisão, é que "bipolar" é exato no sentido que define um indivíduo que sofre ao mesmo tempo de mania (ou formas brandas de mania) e depressão, diferentemente de indivíduos que só sofrem de depressão. Mas a divisão de distúrbios de humor em categorias bipolar e unipolar pressupõe uma distinção clínica e etiológica entre depressão e transtorno maníaco-depressivo — o que nem sempre é claro, nem confirmado pela ciência. Da mesma forma, perpetua a noção de que a depressão existe rigidamente segregada em seu próprio polo, enquanto a mania se dissemina pontualmente em outro. Essa polarização de dois estados clínicos se opõe a tudo o que sabemos sobre a natureza cumulativa e flutuante do transtorno maníaco-depressivo; ignora a questão de se a mania, em última análise, não é simplesmente uma forma extrema de depressão; e minimiza a importância de estados misturados maníacos-e-depressivos, condições que são comuns e extremamente importantes e se encontram no âmago de muitas das questões teóricas subjacentes a essa doença específica.

Mas outra questão é também se, em última análise, a eliminação do estigma do transtorno mental só depende de uma mudança na linguagem ou se, em vez disso, de esforços ativos de educação do público; de tratamentos eficazes, como o lítio, anticonvulsivos, antidepressivos e antipsicóticos; de tratamentos não só eficazes, como também que mexem com a imaginação do público e da mídia (a influência do Prozac no conhecimento e na opinião pública sobre depressão, por exemplo); da descoberta das causas genéticas ou outras causas biológicas subjacentes à doença mental; de técnicas de obter imagens do cérebro, como escaneamentos PET e MRI (imagens por ressonância magnética), que comunicam visualmente a localização e a existência concreta desses distúrbios; do desenvolvimento de exames de sangue que forneçam credibilidade médica a doenças psiquiátricas; ou de ações legislativas, como leis contra a discriminação de portadores de deficiências, e a paridade com outras condições médicas sob qualquer reforma da saúde a ser instituída. As atitudes em relação à doença mental estão mudando, ainda que lentamente, e em grande parte em virtude de uma combinação desses fatores — tratamento eficaz, defesa da causa e legislação.

Os principais grupos de defesa da causa da doença mental são formados basicamente por pacientes, membros da família e profissionais de saúde mental. Eles têm sido particularmente eficientes na educação do público, na mídia e em governos estaduais e nacionais. Embora muito diferentes em estilos e metas, esses grupos têm fornecido apoio direto para dezenas de milhares de pacientes e suas famílias; têm melhorado o nível de cuidados médicos na comunidade ao insistir na competência e no respeito e ao efetivamente boicotar psiquiatras e psicólogos que não disponham desses dois fatores; e têm agitado, atormentado e persuadido membros do Congresso (muitos dos quais sofrem de distúrbios de humor ou têm doentes mentais na família) para aumentar a verba para pesquisas, propondo a paridade de doenças psiquiátricas com outras doenças e votando legislações que proíbem a discriminação em empregos ou seguradoras em relação aos doentes mentais. Esses grupos — e os cientistas e clínicos que tornam o tratamento possível — tornaram a vida mais fácil para todos nós que sofremos de doenças psiquiátricas, quer nos chamemos de loucos ou escrevamos cartas de protesto aos que assim o fazem. Por causa deles, agora temos o privilégio de estar debatendo a sintonia fina da linguagem para a nossa condição e a condição humana.

A hélice perturbada

Sentado em uma cadeira com rápido acesso à saída para fugir pela porta dos fundos do auditório, Jim Watson se retorcia, olhava de esguelha, fechava os olhos e bocejava. Os dedos, cruzados no alto da cabeça, agitavam-se inquietos enquanto ele se alternava entre prestar uma ávida atenção aos dados sendo apresentados — ainda que de forma inconstante — passar os olhos pelo seu *New York Times* e se distrair com a própria versão de perambulação planetária. Jim não é bom em se fingir de interessado quando está entediado, e é impossível saber se está mesmo pensando na ciência explanada à sua frente — a biologia genética e molecular do transtorno maníaco-depressivo — ou ponderando sobre política, fofocas, amores, potenciais doadores financeiros para o Laboratório de Cold Spring Harbor, arquitetura, tênis ou qualquer outro entusiasmo apaixonado ocupando sua mente e coração no momento. Homem intenso e tremendamente franco, não é alguém que tende a evocar o lado impassível das pessoas. Pessoalmente, eu o acho uma pessoa fascinante e maravilhosa. Jim é um independente autêntico e, num mundo cada vez mais insípido, uma verdadeira zebra entre cavalos. Se por um lado pode ser argumentado que é relativamente fácil ser independente e imprevisível para alguém que ganhou o prêmio Nobel por suas contribuições para a descoberta da estrutura da vida, fica também claro que esse mesmo temperamento subjacente — intenso, competitivo, imaginativo e iconoclasta — ajudou a impulsionar sua busca inicial pela estrutura do DNA.

O palpável alto nível enérgico de Jim é também muito atraente; seu ritmo, tanto físico como intelectual, pode ser exaustivo, e tentar acompanhá-lo em uma discussão à mesa de jantar ou andando pelas dependências do Cold Spring Harbor não é tarefa fácil. A esposa dele garante que pode dizer se Jim está ou não em casa só pela quantidade de energia que sente no ar. Mas, por mais interessante que seja como pessoa, Jim é, antes e acima de tudo, um líder no mundo científico: até recentemente, diretor de um dos principais laboratórios de biologia molecular do mundo, o Laboratório de Cold Spring Harbor, e o primeiro diretor do Centro Nacional de Pesquisas Sobre o Genoma Humano. Nos últimos anos, voltou seu interesse para a pesquisa dos genes responsáveis pelo transtorno maníaco-depressivo.

Como a compreensão do transtorno maníaco-depressivo deve muito ao campo da biologia molecular, é um mundo em que tenho passado cada vez mais tempo. É um mundo exótico, desenvolvido em torno de um conjunto raro de plantas e animais — milho, mosca-das-frutas, levedura, minhocas, ratos, humanos, baiacu —, e contém um sistema de linguagem estranho, que se desenvolve rapidamente e que, às vezes, é bastante poético e cheio de termos maravilhosos como "clones órfãos", "plasmídeos" e "cosmídeos de alta densidade"; "triplas hélices", "DNA desamarrado" e "reagentes camicases"; "cromossomo ambulante", "caçadores de genes" e "cartógrafos de genes". Trata-se de um campo claramente em busca do entendimento do que há de mais fundamental, uma pesquisa biológica equivalente à dos quarks e dos léptons.

A conferência a que Watson estava assistindo, bocejando e se contorcendo era focada especificamente na base genética do transtorno maníaco-depressivo, reunindo psiquiatras clínicos, geneticistas e biólogos moleculares, todos de uma forma ou de outra envolvidos na busca pelos genes responsáveis pelo transtorno maníaco-depressivo, para trocar informações sobre métodos de pesquisa, descobertas e o pedigree de famílias afetadas cujo material genético está sendo analisado. Pedigrees se sucediam projetados nas telas, alguns com relativamente poucos membros da família doentes, outros contendo grande número de quadrados e círculos totalmente preenchidos, indicando homens e mulheres que sofriam de transtorno maníaco-depressivo, e um *s*, uma cruz ou um traço assinalando indivíduos que tinham se suicidado. Cada um desses círculos escuros ou parcialmente escuros representava uma vida com períodos de sofrimento terrível. Ainda assim, ironicamente, quanto maior o número desses quadrados e círculos mais escuros numa família específica, "melhor" (isto é, mais geneticamente informativo e útil) era considerado o pedigree. Pareceu-me muito provável, quando olhei ao redor do auditório, que entre aqueles cientistas, e em algum lugar entre aqueles pedigrees, a localização do gene ou dos genes responsáveis pelo transtorno maníaco-depressivo seria encontrada. Era um pensamento muito animador, pois assim que os genes forem localizados, mais precoce e mais exato será o diagnóstico; e o tratamento também será mais específico, mais seguro, mais eficaz e menos problemático.

As projeções terminaram, as cortinas foram abertas e olhei para trás, para além de Jim Watson, para além das macieiras, e me lembrei de uma viagem que fiz, anos antes pelo Mississippi. Eu e Mogens Schou, psiquiatra dinamarquês que, mais do que qualquer outro, foi responsável pela introdução do lítio como tratamento para o transtorno maníaco-depressivo, resolvemos cabular uma sessão da reunião anual da Associação Americana de Psiquiatria e aproveitar o tempo que estávamos passando em New Orleans. A melhor maneira de fazer isso, decidimos, era um passeio de barco pelo rio Mississippi.

O dia estava lindo e, depois de discorrer sobre uma grande variedade de tópicos, Mogens se virou para mim e perguntou à queima-roupa: "Qual é o *verdadeiro* motivo de você estar estudando distúrbios de humor?". Devo ter demonstrado o quanto fiquei surpresa e desconcertada porque, mudando de abordagem, ele falou: "Bem, por que não dizer antes por que *eu* estudo distúrbios de humor?". E começou a me falar sobre os casos de transtornos depressivos e maníaco-depressivos na família dele, o quanto fora algo devastador e como, por causa disso, anos antes, ele partira numa busca desesperada na literatura médica por quaisquer novos tratamentos experimentais. Quando o artigo de John Cade sobre o uso de lítio em casos agudos de mania foi publicado pela primeira vez, em 1949, em uma obscura publicação médica australiana, Mogens deu início quase imediatamente aos rigorosos testes clínicos necessários para estabelecer a eficácia e segurança da droga. Falou à vontade sobre seu histórico familiar de doenças mentais e enfatizou que isso o motivou muito e pessoalmente a dirigir praticamente toda sua pesquisa. Ele deixou claro para mim que desconfiava que meu envolvimento em pesquisas clínicas sobre o transtorno maníaco-depressivo também tinha motivações pessoais.

Sentindo-me um pouco acuada, mas também aliviada, resolvi ser honesta sobre meu próprio histórico familiar, e logo nós dois estávamos desenhando os nossos pedigrees em guardanapos de papel. Fiquei surpresa com quantos dos meus quadrados e círculos eram escuros ou escurecidos por um ponto de interrogação anotado abaixo (eu sabia, por exemplo, que meu tio-avô tinha passado praticamente toda a vida adulta num manicômio, mas não conhecia o diagnóstico dele). O transtorno maníaco-depressivo ocorria repetidamente pelas três gerações que eu conhecia, do lado paterno da minha família; asteriscos, representando tentativas de suicídio, despontavam como num campo estelar.

Em comparação, o lado materno da minha família era bem mais claro. Não era preciso ser um observador muito astuto da natureza humana para perceber que meus pais eram tremendamente diferentes, mas lá estava um exemplo bem concreto das distinções entre os dois — e muito literalmente, em preto e branco. Mogens, que estava traçando sua árvore familiar, olhou por cima do meu ombro, viu o número de membros afetados da minha e logo, dando risada, reconheceu uma "batalha de quadrados pretos". Notou que o círculo que me representava era totalmente preto e com um asterisco ao lado — que impressionante reduzir a tentativa de suicídio de alguém a um simples símbolo! — e depois conversamos muito sobre a minha doença, o lítio, os efeitos colaterais e minha tentativa de suicídio.

A conversa com Mogens foi extremamente útil, em parte por ele ter me encorajado a usar minhas próprias experiências na minha pesquisa, nos meus textos e nas minhas aulas, e em parte por ter sido muito importante para mim conseguir falar com um professor mais experiente, que não só tinha algum conhecimento do que eu havia passado, como tinha usado a própria experiência para fazer uma grande diferença na vida de centenas de milhares de pessoas. Inclusive na minha. Independentemente das batalhas que tive com o lítio, era dolorosamente claro para mim que sem ele eu estaria morta há muito tempo ou no pátio dos fundos de um hospital público. Eu estava entre os muitos que deviam a vida aos círculos e quadrados pretos da árvore genealógica de Schou.

O fato de o transtorno maníaco-depressivo ser uma doença genética acarreta, não surpreendentemente, emoções muito complicadas e, no geral, difíceis de lidar. Em um extremo há a terrível vergonha e a culpa que pode nos fazer sentir. Muitos anos atrás, quando eu morava em Los Angeles, fui a um médico recomendado por um colega. Depois de me examinar, e de ficar sabendo que eu tomava lítio há muitos anos, ele me fez uma longa série de perguntas sobre meu histórico psiquiátrico. Também me perguntou se eu pensava em ter filhos. Tendo sido tratada com inteligência e compaixão por meus vários médicos até aquele momento, não vi motivo para não ser franca quanto ao meu longo histórico de mania e depressão, embora tenha deixado claro que era, no jargão, "bem responsiva ao lítio". Disse a ele que queria muito ter filhos, o que de imediato o levou a me perguntar o que planejava fazer em relação ao lítio durante a gravidez. Comecei a dizer que me parecia óbvio que os perigos da minha doença eram muito maiores do que quaisquer problemas potenciais que o lítio poderia causar em um feto em desenvolvimento, e que, portanto, eu optaria por continuar tomando lítio. Antes de concluir, contudo, ele me interrompeu para perguntar se eu sabia que o transtorno maníaco-depressivo era uma doença genética. Evitando o impulso de lembrá-lo que tinha passado toda a minha vida profissional estudando o transtorno maníaco-depressivo e que não era nenhuma sonsa, eu respondi: "Sim, claro que eu sei". Naquele momento, numa voz gelada e imperativa que consigo ouvir até hoje, ele afirmou — como se fosse a verdade de Deus, o que sem dúvida achava que era: "Você não pode ter filhos. Você sofre de transtorno maníaco-depressivo".

Eu me senti enojada, total e inacreditavelmente enojada, e profundamente humilhada. Determinada a resistir ser levada ao que, sem dúvida, seria interpretado como um comportamento irracional, perguntei se a preocupação dele quanto a eu ter filhos se originava do fato de, por conta da minha doença, ele imaginar que eu não seria uma mãe adequada ou simplesmente se achava melhor evitar trazer outro maníaco-depressivo ao mundo. Ignorando ou não percebendo o meu sarcasmo, ele respondeu: "Pelas duas razões". Pedi que ele saísse da sala, vesti minhas roupas, bati na porta do consultório dele, mandei-o para o inferno e saí. Andei até o meu carro, sentei, tremendo, e chorei até cansar. A brutalidade toma muitas formas, e o que ele tinha feito não só foi brutal, como também não profissional e desinformado. Causou o tipo de trauma duradouro que só alguma coisa que corta fundo no coração pode fazer.

    Estranhamente, nunca havia me ocorrido não ter filhos simplesmente por sofrer de transtorno maníaco-depressivo. Mesmo nas minhas mais obscuras depressões, nunca lamentei ter nascido. É verdade que eu queria morrer, mas isso é peculiarmente diferente de lamentar ter nascido. De maneira geral, sempre fui muito feliz por ter nascido, grata à vida, e não conseguia imaginar não desejar dar vida a outra pessoa. Levando tudo em consideração, eu tivera uma existência maravilhosa — apesar de turbulenta e, às vezes, horrível. Claro que tinha sérias preocupações: como alguém não teria? Por exemplo: será que eu seria capaz de cuidar dos meus filhos de forma adequada? O que aconteceria com eles se eu ficasse seriamente deprimida? Muito mais assustador ainda, o que aconteceria com eles se eu ficasse maníaca, se meus julgamentos fossem prejudicados, se me tornasse violenta ou incontrolável? Como seria ter de cuidar dos meus filhos lutando contra a depressão, a falta de esperança, o desespero ou a insanidade se eles demonstrassem a mesma doença? Ficaria muito atenta aos sintomas ou confundiria suas reações normais à vida como sinais da doença? Eu já tinha pensado em todas essas coisas umas mil vezes, mas nunca, nenhuma vez cheguei a questionar se *teria* filhos. E apesar da frieza do médico que me examinou e me disse o contrário, eu adoraria ter uma casa cheia de filhos, como tinha planejado com David. Mas não funcionou desse jeito: David morreu, e Richard — o único homem depois de David com quem quis ter filhos — já tinha três filhos de um casamento anterior.

Não ter tido filhos é meu único arrependimento intolerável na vida. Porém, felizmente, tenho dois sobrinhos e uma sobrinha — cada um deles notável e maravilhoso à própria maneira — e sinto um prazer indescritível na minha relação com eles. Ser tia traz uma espécie extraordinária de alegria, principalmente se seus sobrinhos e sobrinha são reflexivos, independentes, solidários, divertidos, inteligentes e imaginativos. É impossível não achar a companhia deles deliciosa. Meus sobrinhos, cujos interesses, como os do pai, tenderam ao estudo de matemática e economia, são jovens tranquilos, espirituosos, livre-pensantes, generosos e encantadores. Minha sobrinha, um pouco mais nova, está agora com 11 anos e, como já ganhou um concurso nacional de redação, está muito determinada a ser escritora. É comum vê-la recurvada numa cadeira escrevendo alguma coisa, perguntando sobre pessoas ou palavras, cuidando de seus muitos e variados animais ou se manifestando em discussões familiares para defender seus pontos de vista. É feérica, sensível, original e surpreendentemente capaz de defender suas posições contra uma turma de irmãos mais velhos muito vociferante e articulada, os pais e outros adultos. Não consigo imaginar a terrível lacuna que existiria na minha vida sem essas três crianças.

Vez ou outra, apesar do meu forte comprometimento com os esforços científicos sendo feitos para rastrear os genes do transtorno maníaco-depressivo, sinto certa preocupação sobre o que na verdade pode significar encontrar esses genes. Claramente, se as pesquisas genéticas atuais resultarem em diagnósticos mais precoces e tratamentos específicos melhores e menos prejudiciais, os benefícios para indivíduos com transtorno maníaco-depressivo e seus familiares serão extraordinários. Na verdade, é só uma questão de tempo até esses benefícios se tornarem disponíveis. Mas quais serão os perigos de testes diagnósticos pré-natais? Será que os futuros pais optarão por abortar fetos portadores dos genes do transtorno maníaco-depressivo, mesmo sendo uma doença tratável? (Interessante notar que um recente estudo realizado na Johns Hopkins perguntou a pacientes maníaco-depressivos e seus cônjuges se eles abortariam ou não um feto afetado e descobriu que poucos responderam que sim.) Será que nos arriscamos a tornar o mundo mais insosso, um lugar mais homogeneizado, se nos livramos dos genes do transtorno maníaco-depressivo — um reconhecido problema científico tremendamente complicado? Quais são os riscos dos que se arriscarem, esses indivíduos inquietos que se integram a outros na sociedade para revolucionar as artes, os negócios, a política e a ciência? Estarão os maníaco-depressivos, assim como as corujas malhadas e os leopardos-nebulosos, em perigo de se tornar "espécies ameaçadas"?

São questões éticas muito difíceis, em especial porque o transtorno maníaco-depressivo pode conferir vantagens para o indivíduo e a sociedade. A doença, tanto nas formas mais ou menos graves, parece transmitir vantagens não só em relação ao talento artístico e à imaginação, como também influencia muitos cientistas eminentes, além de homens de negócio, religiosos, militares e líderes políticos. Efeitos mais sutis — como os relacionados à personalidade, ao estilo de pensamento e à energia — também têm implicações, pois é uma doença comum com um amplo espectro de expressões temperamentais, comportamentais e cognitivas. A situação ainda se complica mais pelo fato de elementos adicionais genéticos, bioquímicos e ambientais (como exposição a prolongadas ou significativas mudanças na luz, pronunciada redução do sono, parto, consumo de drogas ou álcool) poderem ser ao menos parcialmente responsáveis tanto pela doença como pelas características cognitivas e temperamentais associadas a grandes realizações. Essas questões éticas e científicas são reais; felizmente, estão sendo cuidadosamente consideradas pelo Projeto Genoma do governo federal e outros grupos de cientistas e eticistas. Mas são problemas imensamente perturbadores e continuarão sendo por muitos anos no futuro.

A ciência permanece extraordinária em sua capacidade de levantar novas questões à medida que oferece respostas. Ela avança depressa e, com frequência, com fluidez e, na esteira do seu progresso, traz grandes esperanças.

Sentada numa dessas cadeiras duras e desconfortáveis tão características em conferências médicas, eu estava bem absorta em meus pensamentos. Minha mente estava em modo de espera, levada a um estado ligeiramente hipnótico pelo clique, clique, clique da troca de slides na tela. Meus olhos estavam abertos, mas meu cérebro descansava docemente em sua rede, recostado nos recônditos posteriores do meu crânio. A sala era escura e abafada, mas o dia estava lindo e nevado. Eu e uma turma de colegas estávamos nas montanhas rochosas do Colorado, e todos os que tinham um mínimo de bom senso aproveitavam o tempo para esquiar; mesmo assim havia mais de cem doutores na sala, e os slides continuavam o clique, clique, clique. De repente, eu me vi pensando, pela centésima vez, que ser louco não significa necessariamente ser burro, e que diabos eu estava fazendo num espaço fechado e não naquelas encostas nevadas? Subitamente, minhas orelhas ficaram em pé, atentas. Uma voz monocórdia, entorpecente e objetiva balbuciava alguma coisa sobre uma "atualização sobre as anormalidades estruturais do cérebro no transtorno afetivo bipolar". Meu cérebro estruturalmente anormal ficou atento, e um arrepio percorreu minha espinha dorsal. O balbucio continuou: "Nos pacientes bipolares que estudamos, há um aumento significativo do número de pequenas áreas de sinal de hiperintensidades focais [áreas com maior concentração de água], sugerindo um tecido anormal. É ao que os neurologistas às vezes se referem como 'objetos brilhantes não identificados' ou UBOS [na sigla em inglês]." A plateia riu com gosto.

Eu, que mal podia me dar ao luxo de perder mais tecido cerebral — Deus sabe quantos pedacinhos de massa cinzenta tinham atravessado o rio Estige na minha overdose quase letal de lítio — não ri com tanto entusiasmo. O palestrante continuou: "O significado médico desses UBOS não é claro, mas sabemos que estão associados a outras condições, como Alzheimer, esclerose múltipla e demências multi-infarto." Eu tinha razão; deveria ter ido esquiar. Contrariando minha sensatez, virei a cabeça na direção da tela. As imagens eram arrebatadoras e, como sempre, fui seduzida pelos inacreditáveis detalhes da estrutura do cérebro revelados pelas mais recentes versões das técnicas de MRI. Existem uma beleza e um apelo intuitivo nos métodos de escaneamento cerebral, principalmente nas imagens de alta resolução de MRI e nos lindos e multicoloridos escaneamentos dos estudos de PET. Com o PET, por exemplo, um cérebro deprimido vai aparecer em tons frios e inativos de azul-marinho, roxo-escuro e verde-musgo; o mesmo cérebro quando hipomaníaco, contudo, fica iluminado como uma árvore de Natal, com manchas brilhantes de vermelho-vivo, amarelo e laranja. Nunca as cores e a estrutura da ciência captaram tão bem a apatia mortal interior da depressão ou a manifestação vibrante e ativa da mania.

Há algo de maravilhoso e empolgante na neurociência moderna, uma sensação semelhante à de andar na lua, explorar e estabelecer novas fronteiras. A ciência é elegante, os cientistas, surpreendentemente jovens, e o ritmo das descobertas é absolutamente chocante. Assim como os biólogos moleculares, os que escaneiam cérebros costumam estar bem cientes das extraordinárias fronteiras que estão ultrapassando, e só uma mente vazia, ou um coração feito de pedra, pode não se comover com suas aventuras coletivas e seu entusiasmo.

A despeito de mim mesma, fui seduzida pela exposição, conjeturando se essas hipersensibilidades eram a causa ou o efeito da doença, se ficavam mais pronunciadas com o tempo, onde se localizavam no cérebro, se estavam relacionadas aos problemas de orientação espacial e reconhecimento espacial que eu e muitos outros maníaco-depressivos sentimos e se crianças que corriam o risco de desenvolver transtorno maníaco-depressivo, no caso de um ou os dois genitores sofrerem da doença, mostrariam essas anormalidades no cérebro mesmo antes de ficarem doentes. O lado clínico da minha mente começou a matutar sobre as vantagens visuais dessas e outras descobertas imagéticas para convencer alguns dos meus pacientes mais cultos e céticos de que (a) *existe* um cérebro, (b) seus humores estão relacionados com seu cérebro e (c) pode haver efeitos específicos de danos cerebrais em quem deixa de tomar seus medicamentos. Essas especulações me distraíram por um momento, como que trocando a marcha do lado pessoal de ter transtorno maníaco-depressivo ao papel profissional de estudar e tratar, como de costume. Mas, como sempre acontecia, o interesse e a preocupação pessoal retornaram.

Quando voltei ao Johns Hopkins, em que eu lecionava na época, fui falar com colegas neurologistas e atormentei meus associados que faziam estudos de MRI. Vasculhei a biblioteca para ler o que já se sabia; afinal de contas, uma coisa é acreditar intelectualmente que essa doença está no seu cérebro; outra coisa bem diferente é realmente enxergar a coisa. Até os títulos de alguns artigos eram um pouco intimidantes: "Volumes de gânglios basais e hipersensibilidades da massa branca em pacientes com transtorno afetivo bipolar", "Anormalidades estruturais do cérebro em transtornos afetivos bipolares: alargamento ventricular e sinal de hipersensibilidades focais", "Anormalidades subcorticais detectadas em disfunções afetivas bipolares usando imagens de ressonância magnética", e assim por diante. Comecei a ler. Um dos estudos constatou que "dos 32 escaneamentos dos pacientes com disfunção bipolar, 11 (34,4%) mostraram hipersensibilidades, enquanto somente um escaneamento (3,2%) do grupo normal de controle apresentou tais anormalidades".

Depois de desdenhar internamente o "grupo normal de controle", continuei a ler e descobri que, como de hábito em novos campos de medicina clínica, havia mais perguntas do que respostas e não ficava claro o que qualquer uma daquelas descobertas realmente significava: elas poderiam ser decorrentes de problemas de mensuração, poderiam ser explicadas por histórico dietético ou de tratamento, poderiam ser em virtude de algo totalmente não relacionado com o transtorno maníaco-depressivo; poderia haver um sem-número de outras explicações. Mas havia uma forte probabilidade de que os UBOS significavam *alguma coisa*. De uma maneira estranha, porém, depois de ler uma longa série de estudos, eu me senti mais reconfortada e menos temerosa. O próprio fato de a ciência estar avançando tão rapidamente já criava esperanças e, se as alterações na estrutura do cérebro acabassem se mostrando importantes, fiquei contente que pesquisadores de alto nível as estivessem estudando. Sem a ciência, não haveria essa esperança. Não haveria esperança nenhuma.

E, à parte qualquer coisa, sem dúvida conferia um novo significado ao conceito de alguém perder o juízo.

Prerrogativas clínicas

Não existe maneira fácil de contar a outra pessoa que você sofre de transtorno maníaco-depressivo; se existir, ainda não descobri. Assim, apesar do fato de a maioria das pessoas para quem contei ter sido compreensiva — algumas de forma notável —, continuo atormentada pelas ocasiões em que as reações foram indelicadas, paternalistas ou desprovidas de um mínimo de empatia. Até recentemente, a ideia de discutir minha doença em um fórum público era quase inconcebível. Muito dessa relutância era por motivos profissionais, mas parte foi resultado da crueldade, intencional ou não, que senti em colegas ou amigos com quem escolhi me confidenciar. É o que vim a definir, não sem amargura, como o fator Mouseheart.

Eu achava que Mouseheart, um ex-colega de Los Angeles, era também meu amigo. Psicanalista de fala mansa, era alguém com quem eu tinha o hábito de me encontrar para o café da manhã. Com menos frequência, mas também com prazer, às vezes conversávamos sobre nosso trabalho e nossa vida em longos almoços. Depois de algum tempo, comecei a sentir o habitual desconforto que tendo a sentir sempre que atinjo certo nível de amizade ou intimidade num relacionamento sem ter mencionado a minha doença. Afinal, não é apenas uma doença, e sim algo que afeta todos os aspectos da minha vida: meus humores, meu temperamento, meu trabalho e minhas reações a quase tudo que encontro no caminho. Não falar sobre o transtorno maníaco-depressivo, mesmo que só para discutir sobre o assunto uma vez, em geral limita uma amizade a certo inevitável nível de superficialidade. Com um suspiro interior, decidi ir em frente e contar a ele.

Nós estávamos num restaurante de frente para o mar em Malibu, então — depois de uma breve descrição das minhas manias, depressões e tentativa de suicídio —, fixei o olhar numa pilha de rochas no mar ao longe e esperei a resposta dele. Foi uma espera longa e fria. Finalmente, vi lágrimas escorrendo pelo seu rosto e, embora me lembre de na época ter considerado uma resposta radical — principalmente por eu ter tentado apresentar minhas manias da maneira mais leve possível e minhas depressões com certo distanciamento —, achei comovente ele se compadecer tanto pelo que eu havia passado. Em seguida, enxugando as lágrimas, Mouseheart me disse que não conseguia acreditar. Explicou que estava "profundamente decepcionado". Que achava que eu era tão maravilhosa, tão forte: *Como* eu poderia ter tentado me matar? No que eu estava pensando? Era um ato tão covarde, tão egoísta.

Percebi, horrorizada, que ele estava falando sério. Fiquei absolutamente atônita. Seu pesar ao saber que eu tinha transtorno maníaco-depressivo era, ao que parecia, muito pior do que o meu, que realmente sofria da doença. Por alguns minutos, eu me senti como a Typhoid Mary[1]. Depois me senti traída, tremendamente constrangida e totalmente exposta. Então eu *realmente* tinha sido psicótica? Se era esse o caso, perguntou com sua voz macia, com uma preocupação aparentemente infinita, será que eu achava mesmo, nessas circunstâncias, que seria capaz de lidar com as tensões da vida

---

1   Mary Mallon (1869-1938), que ficou conhecida como Typhoid Mary, foi uma cozinheira que se acredita ter infectado 53 indivíduos com febre tifoide e a primeira pessoa identificada como portadora assintomática da doença nos Estados Unidos. (Nota do Tradutor).

acadêmica? Expliquei a ele, com os dentes cerrados, que na verdade vinha lidando com essas tensões há muitos anos e, para dizer a verdade, era consideravelmente mais nova do que ele, que tinha publicado muito menos artigos do que eu. Não me lembro muito mais do resto do almoço, a não ser de ter sido uma provação, e que em algum momento, com o sarcasmo que consegui transmitir, disse a ele que não precisava se preocupar, que o transtorno maníaco-depressivo não era contagioso (embora ele pudesse se beneficiar com um pouco de mania, dada sua visão de mundo tristonha, obsessiva e sem senso de humor). Ele se agitou na cadeira e desviou o olhar.

Uma caixa com uma dúzia de rosas de hastes longas chegou à minha clínica na manhã seguinte, com um abjeto pedido de desculpas. Foi um pensamento simpático, suponho, mas não resolveu em nada o ferimento causado pelo que sabia ter sido uma resposta sincera de sua parte: ele era normal, eu não era, e — naquelas palavras mortais — ele estava "profundamente decepcionado".

Há muitas razões para minha relutância em me abrir em relação ao meu transtorno maníaco-depressivo; algumas razões são pessoais, muitas são profissionais. As razões pessoais revolvem, em grande parte, por questões de privacidade familiar — em especial porque a doença em questão é genética —, bem como por uma convicção geral de que questões pessoais devem ser mantidas no âmbito pessoal. Também sempre me preocupei muito, talvez indevidamente, com o quanto o fato de saber do meu transtorno maníaco-depressivo pode afetar a percepção das pessoas sobre quem sou e o que faço. Existe uma linha tênue entre o que é considerado folclórico e o que se pensa ser "inadequado" — uma palavra horrível e condenatória —, e há somente uma lacuna translúcida entre ser considerada intensa, ou um pouco volátil, e ser rotulada e descartada como "instável". E, porque sejam quais forem as razões de vaidade pessoal, tenho ojeriza ao fato de que minha tentativa de suicídio e minhas depressões sejam vistas como atos de fraqueza ou "neuróticos". Por alguma razão, incomoda-me muito menos ser vista como alguém intermitentemente psicótica do que ser rotulada como fraca e neurótica. Finalmente, tenho perfeita consciência de que, ao falar publicamente ou escrever sobre esses aspectos tão particulares da minha vida, quando voltar a eles outro dia, vou vê-los desbotados de significado e sentimentos. Ao me colocar na posição de falar muito livremente e com muita frequência, preocupa-me que as experiências se tornem remotas, inacessíveis e muito distantes, no meu passado; temo que as experiências se tornem as de outra pessoa e não minhas.

Minhas maiores preocupações em relação a discutir minha doença, no entanto, tendem a ser de natureza profissional. No começo da minha carreira, essas preocupações se centravam em temores de que a Junta de Examinadores Médicos da Califórnia não me licenciasse se soubesse sobre meu transtorno maníaco-depressivo. Com o passar do tempo, meu medo dessas ações administrativas diminuiu — principalmente por ter criado um elaborado sistema de salvaguardas clínicas, falado com meus colegas mais íntimos e discutido *ad nauseam* com meu psiquiatra todas as contingências possíveis e como melhor mitigá-las —, mas me sentia cada vez mais preocupada que meu anonimato profissional no ensino e nas pesquisas, da forma como se dava, pudesse ser comprometido. Na UCLA, por exemplo, eu dava aulas e supervisionava grande número de psiquiatras residentes e psicólogos estagiários na clínica que dirigia; no Johns Hopkins dava aulas para residentes e alunos de medicina nas alas de pacientes internados e na clínica de distúrbios de pacientes ambulatoriais. Estremecia ao pensar que esses residentes e estagiários pudessem, em deferência ao que viam como meus sentimentos, não dizer o que realmente pensavam ou não fizessem as perguntas que deveriam fazer se esse não fosse o caso.

Muitas dessas preocupações se refletiam nos meus artigos e nas minhas pesquisas. Escrevi muito em publicações médicas e científicas sobre o transtorno maníaco-depressivo. Será que agora meu trabalho seria visto por meus colegas sob o viés da minha doença? É um pensamento incômodo, apesar de uma das vantagens da ciência ser a de o trabalho de uma pessoa, em última análise, ser ou não replicável. Por essa razão, os vieses tendem a ser minimizados com o tempo. Mesmo assim, preocupo-me com as reações dos meus colegas quando me abro sobre a minha doença: se, por exemplo, eu estiver em um congresso científico e fizer uma pergunta ou contestar um palestrante, será que meu questionamento será tratado como de alguém que estudou e tratou transtornos de humor por muitos anos ou será visto como uma visão subjetiva e idiossincrática de alguém que tem algum motivo ulterior? É uma perspectiva terrível, que pode lançar dúvidas sobre a objetividade acadêmica de uma pessoa. Mas, é claro, meu trabalho *vem sendo* tremendamente influenciado pelas minhas emoções e experiências. Elas afetaram profundamente minhas aulas, minha militância, minha prática clínica e o que optei por estudar: o transtorno maníaco-depressivo em geral e, mais especificamente, suicídio, psicose, aspectos psicológicos da doença e seu tratamento, a inobservância do tratamento com lítio, aspectos positivos da mania e ciclotimia e a importância da psicoterapia.

Mais importante, contudo, como clínica, tive de considerar a questão que Mouseheart tão ardilosamente conseguiu introduzir na nossa conversa naquele almoço em Malibu: eu *realmente* acho que alguém com uma doença mental deveria ter permissão para tratar pacientes?

Quando saí da Universidade da Califórnia, no inverno de 1986, para voltar a Washington, estava ansiosa para continuar lecionando e conseguir um cargo acadêmico na escola de medicina de uma universidade. Richard, que tinha estudado na faculdade de medicina da Johns Hopkins, achou que eu ia adorar. Seguindo sua sugestão, eu me candidatei a um cargo no departamento de psiquiatria da faculdade, e comecei a lecionar na Hopkins alguns meses depois de ter voltado a Washington. Richard tinha razão. Eu adorei a Hopkins de cara. E, como ele previu, um dos muitos prazeres que descobri em trabalhar na faculdade da Hopkins foi a seriedade com que as obrigações docentes são consideradas. A excelência dos cuidados médicos foi outro. Era só uma questão de tempo. A questão das prerrogativas clínicas estava prestes a se apresentar.

Foi com a sensação habitual de profundo desconforto que me acompanha quando preencho formulários oficiais para cargos num hospital que olhei para o maço de papéis à minha frente. No alto, estava escrito THE JOHNS HOPKINS HOSPITAL, com imponentes letras maiúsculas. Descendo os olhos, vi que era, como esperava, uma requisição de prerrogativas clínicas. Pensando no melhor, mas esperando pelo pior, resolvi atacar primeiro todas as questões diretas; logo escrevi "não" numa longa série de perguntas sobre riscos profissionais, ações de seguradoras por más práticas e sanções profissionais. Antes de preencher este formulário, eu estivera envolvida em qualquer litígio envolvendo más práticas ou problemas profissionais? Havia quaisquer restrições ou limitações na cobertura dos meus erros médicos? Minha licença para clinicar já havia sido limitada, suspensa, sujeita a quaisquer condições, termos ou suspensões, advertências formais ou informais, não renovada ou revogada? Já havia sido sujeita a ações disciplinares pendentes contra mim?

Essas perguntas, graças a Deus, eram fáceis de responder, pois até agora tinha conseguido, numa era ridiculamente litigiosa, evitar qualquer processo por má prática. O que acelerava o meu coração era a segunda seção, "Informações pessoais", e não demorou muito para chegar à pergunta que iria requerer algo mais do que apenas uma anotação na coluna dos "nãos":

> *Sofre atualmente ou está recebendo tratamento por alguma incapacidade ou doença, inclusive abuso de drogas ou álcool, que possa prejudicar o desempenho apropriado de seus deveres e responsabilidades neste hospital?*

Cinco linhas abaixo, a cláusula do verdugo:

> *Entendo perfeitamente que qualquer declaração falsa ou omissão neste formulário podem constituir causa para suspensão da nomeação ou dispensa sumária do corpo médico.*

Li mais uma vez a pergunta "Sofre atualmente", pensei muito tempo a respeito e finalmente escrevi ao lado "a ser discutido com o chefe do departamento de psiquiatria". Em seguida, sentindo um frio no estômago, telefonei ao meu chefe no Hopkins e perguntei se poderíamos nos encontrar para um almoço.

Mais ou menos uma semana depois, nós nos encontramos no restaurante do hospital. Ele se mostrou falante e divertido como sempre, por isso passamos muitos agradáveis minutos falando sobre as atividades do departamento, de bolsas para ensino e pesquisas e de políticas psiquiátricas. Com as mãos crispadas no colo e o coração na boca, contei a ele sobre o formulário para prerrogativas clínicas, meu transtorno maníaco-depressivo e do tratamento que vinha recebendo por essa razão. Meus colegas mais próximos no Hopkins já sabiam da minha doença, pois eu sempre contava aos médicos com quem trabalhava mais de perto. Na UCLA, por exemplo, eu falei sobre minha doença em detalhes com os médicos que tinham fundado a Clínica de Distúrbios Afetivos da UCLA e, em seguida, com o médico que exerceu a direção médica da clínica praticamente durante todos os anos em que fui diretora. Meu diretor na UCLA também sabia que eu estava sendo tratada do transtorno maníaco-depressivo. Na época, eu achava, como continuo achando até hoje, que deveria haver salvaguardas preparadas para o caso de meus julgamentos clínicos serem prejudicados em razão de um surto de mania ou depressão severa. Se não contasse a eles, não só o cuidado com os pacientes seria prejudicado, como eu estaria pondo meus colegas numa posição insustentável de risco legal e profissional.

Deixei claro para cada um dos médicos com quem trabalhei mais de perto que eu estava sob os cuidados de um excelente psiquiatra, tomando medicamentos e que não tinha problemas com abuso de drogas ou álcool. Também os deixei à vontade para fazer as perguntas que julgassem necessárias sobre a minha doença, minha competência e minha prática. (Por sua vez, meu psiquiatra foi orientado a comunicar, a todos, a mim e a qualquer um que ele julgasse necessário, sobre qualquer preocupação que tivesse a respeito dos meus julgamentos clínicos.) Meus colegas concordaram que, se tivessem quaisquer dúvidas sobre meu julgamento clínico, eles me informariam diretamente, me retirariam de imediato de todos os cuidados do paciente e avisariam meu psiquiatra. Acho que todos eles, em um momento ou outro, falaram com meu psiquiatra para obter informações sobre minha doença e meu tratamento; felizmente, nenhum deles jamais teve de entrar em contato com ele por preocupações a respeito do meu desempenho clínico. Tampouco achei que deveria desistir de minhas prerrogativas clínicas, apesar de ter, de modo próprio, cancelado ou reagendado compromissos quando considerava ser no melhor interesse dos pacientes.

Eu tive sorte e fui cautelosa. Sempre existe a possibilidade de a minha doença, ou da doença de qualquer médico, aliás, interferir com o julgamento clínico. Perguntas sobre prerrogativas hospitalares não são nem injustas nem irrelevantes. Não gosto de precisar respondê-las, mas elas são totalmente razoáveis. A prerrogativa da prática é exatamente isso, uma prerrogativa; não é um direito. O verdadeiro perigo, é claro, vem desses clínicos (ou, na verdade, desses políticos, pilotos, homens de negócio ou outros indivíduos responsáveis pelo bem-estar e a vida de outros) que — por causa do estigma, do medo da suspensão de suas prerrogativas ou de serem expulsos de escolas de medicina, cursos de pós-graduação ou residência — hesitam em procurar tratamento psiquiátrico. Sem tratamento, ou sem supervisão, muitos ficam doentes, pondo em risco não só a própria vida, como também a vida de outros; é comum que, ao tentar medicar os próprios humores, muitos médicos também se tornem alcoólatras ou usuários de drogas. Não é incomum médicos deprimidos receitarem medicamentos antidepressivos para si mesmos; os resultados podem ser desastrosos.

Hospitais e entidades profissionais precisam reconhecer a extensão dos riscos que médicos, enfermeiras e psicólogos sem tratamento apresentam aos pacientes de que tratam. Mas também precisam incentivar tratamentos eficazes e compassivos e trabalhar com diretrizes de salvaguardas e uma supervisão inteligente, não paternalista. Distúrbios de humor não tratados resultam em risco não só para os pacientes, como também para os próprios médicos. Um número muito grande de médicos — muitos deles clínicos excelentes — se suicidam a cada ano; um estudo recente concluiu que, até bem pouco tempo atrás, os Estados Unidos perdiam anualmente o equivalente a uma sala de aula de uma faculdade de medicina de médio porte só com suicídios. A maioria dos suicídios de médicos são em virtude de depressão ou transtorno maníaco-depressivo, ambos claramente tratáveis. Os médicos, infelizmente, não apenas sofrem de uma proporção mais alta de distúrbios de humor do que a população em geral, como também têm mais acesso a meios muito eficientes de suicídio.

Os médicos, claro, precisam primeiro se curar; mas também precisam de tratamentos acessíveis e competentes para se curar. O sistema médico e administrativo que os abriga deve, portanto, encorajar o tratamento, fornecer diretrizes razoáveis para a prática supervisionada, mas que não tolerem incompetência ou deficiências no cuidado dos pacientes. Os médicos, como meu diretor gosta de ressaltar, estão lá para tratar dos pacientes; os pacientes jamais devem pagar — tanto literal quanto clinicamente — pelos problemas e sofrimentos de seus médicos. Concordo totalmente com ele a esse respeito, por isso, não foi sem uma sensação de temor que esperei a resposta dele depois de ter contado que estava sendo tratada de transtorno maníaco-depressivo e de que precisava discutir a questão das minhas prerrogativas hospitalares com ele. Fiquei observando sua expressão, em busca de alguma indicação do que ele pensava. De repente, ele estendeu o braço por cima da mesa, pôs a mão sobre a minha e sorriu. "Kay, minha querida", falou, "eu *sei* que você tem transtorno maníaco-depressivo". Fez uma pausa, depois deu risada. "Se fôssemos nos livrar de todos os maníaco-depressivos da faculdade de medicina, não só teríamos uma faculdade bem menor, como também muito mais enfadonha."

Uma vida de humores

Todos nós somos, como diz Byron, organizados de formas diferentes. Todos agimos dentro das restrições de nosso temperamento e vivemos suas possibilidades apenas parcialmente. Trinta anos de vida com transtorno maníaco-depressivo me tornaram cada vez mais consciente tanto das restrições como das possibilidades inerentes. A sensação sinistra, funesta e mortal que tive quando ainda criança ao ver o céu claro explodir em chamas e fumaça está sempre *presente*, de alguma maneira temperada pela beleza e vitalidade da existência. A escuridão é uma parte integral do que sou, e não é preciso nenhum esforço de imaginação de minha parte para lembrar os meses de exaustão e escuridão incessantes, os terríveis esforços exigidos para lecionar, ler, escrever, examinar pacientes e manter as relações vivas. Encobertas mais no fundo, porém prontamente evocadas pelos primeiros sinais de depressão, encontram-se as inesquecíveis imagens de violência, loucura total, comportamento mortificante e humores devastadores da experiência, até mais perturbadores e brutais em seus efeitos sobre os outros.

Contudo, por mais genuinamente sinistros que tenham sido esses humores e lembranças, eles sempre foram compensados pela euforia e vitalidade de outros; e sempre que uma onda suave e delicada de entusiasmo maníaco ebuliente e cintilante me acomete, sou transportada por sua exuberância — da mesma forma que alguém é transportado por um aroma pungente a um mundo de pungentes recordações — para um tempo anterior, mais intenso e apaixonado. A vividez infundida pela mania na experiência de vida de alguém cria estados recordativos fortes e acurados, como uma guerra deve fazer, e o amor e as lembranças do passado certamente o fazem. Por essa razão, agora existe para mim uma troca agridoce entre uma existência presente confortável e assentada e um passado perturbador, porém vivido com intensidade.

Ainda existem ocasionais sereias que evocam esse passado, bem como um desejo tentador, embora cada vez mais raro, de recriar o furor e a febre dos primeiros tempos. Olho por cima do ombro e sinto a presença de uma garota intensa e, depois, de uma mulher jovem volátil e perturbada, ambas com grandes sonhos e inquietas aspirações românticas. Como alguém poderia, ou deveria, recapturar aquela intensidade ou reviver os gloriosos humores de deslizar por campos estelares e dançar ao redor dos anéis de Saturno, os folclóricos entusiasmos maníacos? Como alguém pode trazer de volta os longos dias de paixão de verão, as recordações dos lilases, do êxtase e dos coquetéis de gim derramados na parede de um jardim ou o ressoar de risadas francas que perduravam até o sol nascer e a polícia chegar?

Para mim, existe uma mistura de anseios por uma era anterior; talvez isso seja inevitável na vida de qualquer um, mas há uma pitada extra de uma nostalgia quase dolorosa causada por ter vivido uma vida especialmente intensa em humores. Isso torna ainda mais difícil deixar o passado para trás, e a vida, em certas ocasiões, torna-se uma espécie de elegia de humores perdidos. Sinto falta das intensidades perdidas, e às vezes me vejo inconscientemente tentando retomá-las, como até hoje de vez em quando passo a mão à procura do caimento e do peso dos meus cabelos grossos e longos que já não mais existem; assim como o rastro dos humores, só persiste um peso fantasma. Esses anseios atuais são, na maior parte, somente anseios, e não me sinto compelida a recriar suas intensidades; as consequências são terríveis demais, definitivas demais e prejudiciais demais.

Ainda assim, a sedução desses humores intensos e sem rédeas é poderosa; e o antigo diálogo entre a razão e os sentidos é quase sempre mais interessante e mais passional quando resolvido em favor dos sentidos. As manias mais suaves têm uma forma de prometer — e, por um breve momento, cumprir — fontes hibernais e vitalidades memoráveis. Na luz crua do dia, porém, a realidade e a destrutividade da doença reacesa tendem a amortecer a evocação dessas recordações seletivas, desses momentos saudosos, intensos e delicados. Qualquer tentação que possa ter agora de recapturar tais humores alterando minha medicação é rapidamente abafada pelo conhecimento puro de que uma intensidade delicada logo se torna primeiro uma intensidade frenética e depois, finalmente, uma insanidade incontrolável. Tenho muito medo de voltar a ser morbidamente depressiva ou virulentamente maníaca — pois cada um desses estados, por sua vez, dilaceraria todos os aspectos da minha vida, das minhas relações e do meu trabalho que acho mais importantes — para considerar seriamente qualquer mudança no meu tratamento médico.

Apesar de basicamente otimista em relação a continuar bem, conheço minha doença por diversos pontos de vista, o que me mantém bem fatalista quanto ao futuro. Por consequência, sei que ouço exposições sobre novos tratamentos para o transtorno maníaco-depressivo com muito mais do que puro interesse profissional. Também sei que, quando faço palestras em outros hospitais, costumo visitar as alas psiquiátricas, conhecer as salas de reclusão e os laboratórios de TEC, andar pelas dependências das enfermarias e fazer minhas avaliações internas quanto ao qual escolheria se tivesse de ser hospitalizada. Há sempre uma parte da minha mente preparada para o pior e outra parte da minha mente que acredita que, se eu me preparar bem, o pior não vai acontecer.

    Muitos anos vivendo em levantes cíclicos de transtorno maníaco-depressivo me tornaram mais filosófica, mais bem equipada e mais capaz de lidar com as inevitáveis mudanças de humor e energia pelas quais optei ao tomar doses menores de lítio. Concordo totalmente com a convicção eclesiástica de T.S. Eliot de que há uma estação para tudo, um tempo para conceber, e "um tempo para o vento estilhaçar as trêmulas vidraças". Portanto, agora me movimento com facilidade nas flutuantes marés de energia, ideias e entusiasmos às quais continuo sujeita. Minha mente, até hoje, torna-se um carnaval de luzes e risadas, de sons e possibilidades. O riso, a exuberância e a vontade fácil, ao me preencher, transbordam para fora e para os outros. Esses momentos cintilantes e gloriosos duram por um tempo, uma curta estação, e passam. Depois de um breve passeio pelo ponto mais alto da roda-gigante, meus humores e esperanças mais altos se amontoam numa pilha escura e cinzenta e cansada com a mesma rapidez com que surgiram. O tempo vai passar; esses humores vão passar, e vou acabar voltando a ser eu mesma. Mas então, em algum momento imprevisível, o eletrizante carnaval voltará à minha mente.

    Essas idas e vindas, essas alterações entre o estado de graça e a ausência de Deus, tornaram-se tão parte da minha vida que os sons e as cores vibrantes agora ficaram menos estranhas e menos intensas; e as áreas cinzentas que se seguem são menos assustadoras. "Debaixo dessas estrelas há um universo de monstros esvoaçantes", disse Melville certa vez. Mas, com o tempo, encontramos muito desses monstros e ficamos cada vez menos aterrorizadas com os que ainda vamos encontrar. Apesar de continuar tendo surtos de minhas antigas manias de verão, eles foram eviscerados não só da maioria de seus terrores, como da maior parte da inicial e indescritível beleza e também da gloriosa euforia: amainados pelo tempo, temperados por uma longa corrente de experiências cortantes e domadas pela medicação, eles agora coalescem, a cada julho, em breves e ocasionais rachaduras que acumulam humores sombrios e altas paixões. E depois se vão, passam. Emerge-se de tais experiências com uma sensação circundante de morte, e de vida. Tendo ouvido com tanta frequência, e de forma tão crível, o sino de John Donne repicando suavemente "Tu deves morrer", nós voltamos à vida mais afiados, com uma imediatez e apreciação que de outra forma não existiriam.

Todos nós construímos quebra-mares internos para conter a tristeza da vida e as forças em geral avassaladoras dentro da nossa mente. Seja qual for a maneira como fazemos isso — por meio do amor, do trabalho, da família, da fé, de amigos, de negação, de álcool, de drogas ou de medicamentos —, nós erguemos essas muralhas, pedra por pedra, durante toda a vida. Um dos problemas mais difíceis é construir essas barreiras com a altura e a resistência exatas para obter um verdadeiro porto seguro, um santuário distante do torvelinho e do sofrimento paralisantes, porém baixas e suficientemente porosas para deixar entrar a água doce que impede a inevitável tendência à salinização. Para alguém com o meu modelo de mente e humores, a medicação é um elemento integral dessa muralha: sem isso, eu estaria constantemente sujeita a movimentos esmagadores de um mar mental; inquestionavelmente, estaria morta ou insana.

Mas o amor é, para mim, a parte mais extraordinária da muralha de contenção: ajuda a calar o terror e a feiura enquanto deixa entrar a vida, a beleza e a vitalidade. Quando pensei pela primeira vez em escrever este livro, eu o concebi como um livro sobre humores, sobre uma doença de humores, no contexto de uma vida individual. Enquanto o escrevia, porém, de alguma forma ele se tornou um livro também sobre o amor: amor como sustento, como algo renovador e protetor. Depois de cada morte aparente na minha mente ou no coração, o amor retornou para recriar a esperança e restaurar a vida. Nos seus melhores momentos, tornou a inerente tristeza da vida suportável e manifestou sua beleza. De forma inexplicável e salvadora, forneceu não só a capa protetora, como também a lanterna para as estações mais escuras e o clima mais hostil.

Há muito tempo abandonei o ideal de uma vida sem tempestades, ou de um mundo sem estações de seca e de morte. A vida é complicada demais, muda constantemente para ser algo que não é. E, por natureza, sou muito instável para não conhecer muito bem a grave falta de naturalidade envolvida em minha tentativa de exercer controle demais em forças essencialmente incontroláveis. Sempre haverá elementos perturbadores, desestabilizadores, e eles estarão lá até, como observa Lowell, o relógio ser retirado do pulso. No fim das contas, são os momentos individuais de inquietação, desolação, fortes persuasões e entusiasmos enlouquecedores que moldam a vida, mudam a natureza e a direção do trabalho e conferem a cor e o significado aos nossos amores e amizades.

Epílogo

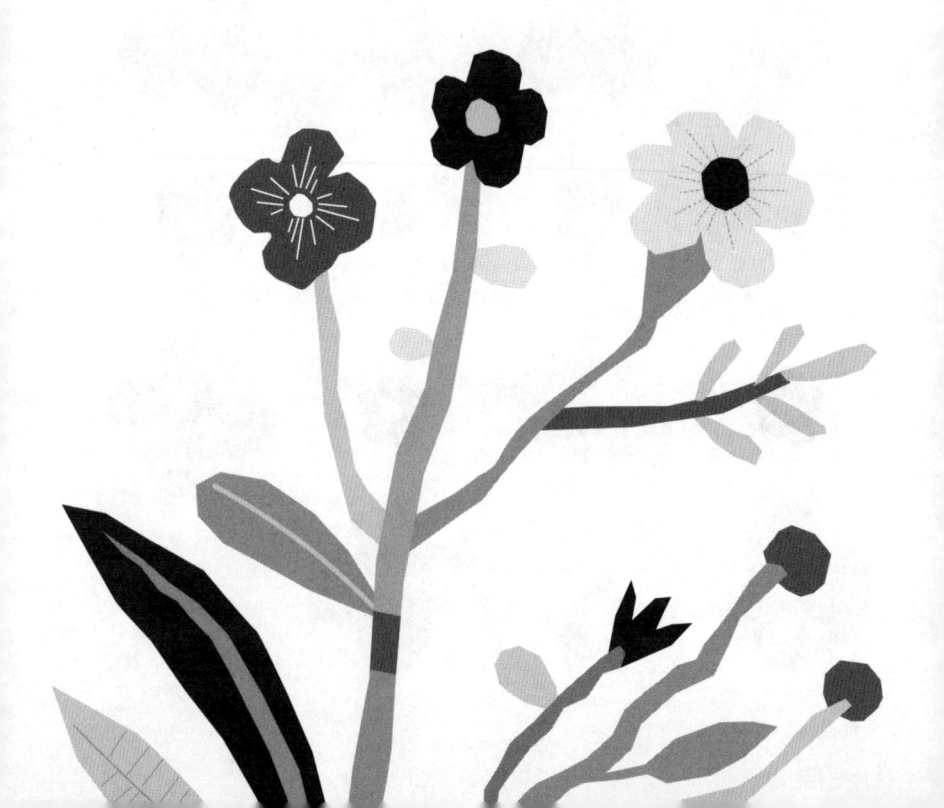

Intensidade que nos guia

Pergunto a mim mesma com certa frequência se, em havendo uma escolha, eu optaria por ter transtorno maníaco-depressivo. Se o lítio não estivesse disponível para mim, ou se não funcionasse comigo, a resposta seria um simples não — e seria uma resposta temperada de terror. Mas o lítio funciona para mim, por isso acredito que posso fazer essa pergunta. Estranhamente, acho que preferiria ter a doença. É complicado. Depressão é algo indescritivelmente horrível, não pode ser representada por sons ou imagens; eu não passaria mais uma vez por um longo período de depressão. A depressão sangra os relacionamentos com suspeitas, falta de confiança e respeito próprio, com a incapacidade de desfrutar a vida, andar ou falar normalmente, com a exaustão, as noites de terror, os dias de terror. Não há nada bom a ser dito sobre ela, a não ser que mostra a experiência de como deve ser estar velho, velho e doente, moribundo; pensar devagar; ser desprovido de graça, desenvoltura ou coordenação; ser feio; não ter fé nas possibilidades da vida, nos prazeres do sexo, na beleza da música ou na capacidade de provocar o riso nos outros ou em si mesmo.

Tem gente que diz que sabe o que é estar deprimido por ter passado por um divórcio, perdido um emprego ou se separado de alguém. Mas essas experiências os enchem de sentimentos. A depressão, ao contrário, é plana, oca e insuportável. É também exaustiva. As pessoas não aguentam ficar por perto quando você está deprimida. Podem achar que devem fazer isso, e até mesmo tentar, mas você sabe e elas sabem que você está inacreditavelmente chata: irritável e paranoide, sem vida e sem senso de humor, crítica e exigente, e nenhum consolo chega a ser suficiente. Sente-se assustada, e assustadora, e "não está absolutamente como você é, mas logo voltará a estar", mas você sabe que isso não é verdade.

Então, por que eu poderia querer ter qualquer coisa a ver com essa doença? Porque acredito sinceramente que uma de suas consequências foi ter sentido mais coisas, mais profundamente; tive mais experiências, com mais intensidade; amei mais, e fui mais amada; ri com mais frequência por ter chorado com mais frequência; apreciei mais as primaveras, por todos os invernos; vi a morte de perto, e gostei — e mais ainda da vida; vi o melhor e o mais terrível nas pessoas, e lentamente aprendi os valores do afeto, da lealdade e de enxergar além das coisas. Vi a amplitude, a profundidade e a largura da minha mente e do meu coração e vi o quanto os dois são frágeis, e o quanto não se pode conhecê-los. Deprimida, eu me arrastei engatinhando para atravessar um cômodo, e fiz isso mês após mês. Porém, normal ou maníaca, corri mais rápido, pensei mais rápido e amei mais rápido do que a maioria dos que conheço. E acredito que muito disso está relacionado com a minha doença — a intensidade que confere às coisas e a perspectiva que me impõe. Acho que me fez testar os limites da minha mente (que, embora carente, mantém-se firme) e os limites da minha criação, da minha família, da minha formação e dos meus amigos.

As incontáveis hipomanias, e a própria mania, tudo isso levou minha vida a um nível diferente de sensibilidade, sentimento e pensamento. Mesmo quando estive mais psicótica — delirante, alucinando, frenética —, eu soube encontrar novas regiões na minha mente e no meu coração. Algumas dessas regiões eram lindas e incríveis e me tiraram o fôlego e me fizeram sentir que poderia morrer naquele momento e que aquelas imagens me sustentariam. Algumas delas eram feias e grotescas e nunca quis que estivessem ali nem desejo vê-las de novo. Porém, sempre, havia novas regiões e — quando me sinto voltar ao meu eu normal, graças aos medicamentos e ao amor —, não consigo me imaginar estafada da vida, pois conheço essas regiões ilimitadas, com ilimitados pontos de vista.

Agradecimentos

Escrever um livro como este teria sido impossível sem o apoio e os conselhos dos meus amigos, da minha família e de meus colegas. Com certeza teria sido impossível sem os excelentes cuidados médicos que tive ao longo dos anos do dr. Daniel Auerbach; ele foi, sob todos os aspectos, um médico excelente e profundamente compassivo. Devo a ele não só minha vida, como também uma importante parte da minha formação como clínica.

Ninguém influenciou tanto minha decisão de me abrir sobre o meu transtorno maníaco-depressivo quanto Frances Lear, uma amiga de muito tempo e generosa apoiadora do meu trabalho. Ela me incentivou e tornou possível meu trabalho em defesa de doentes mentais e é responsável, por muitas razões significativas, pela minha decisão de escrever este livro. Seu apoio e sua fé no meu trabalho fizeram uma diferença essencial no que fui capaz de fazer durante os últimos oito anos.

Vários outros amigos foram especialmente importantes. Sou profundamente grata a David Mahoney por seu apoio, pelas muitas e úteis conversas e por sua maravilhosa amizade. O dr. Anthony Storr foi uma das pessoas mais fundamentais da minha vida, e sou muito grata por nosso relacionamento. Lucie Bryant e o dr. Jeremy Waletzky, ambos amigos íntimos há muitos anos, foram incrivelmente delicados e generosos com seu apoio. John Julius Norwich, que durante algum tempo me incentivou a discutir meu transtorno maníaco-depressivo mais abertamente e que sempre enfatizou a convicção de que escrever este livro faria bem; foi ele quem rebateu todos os meus argumentos em favor da privacidade, com argumentos mais fortes em favor da franqueza. Sempre foi um amigo maravilhoso, e devo muito à sua capacidade de persuasão. Peter Sacks, poeta e professor de literatura inglesa na Johns Hopkins, leu todos os esboços do meu livro, fez inúmeras e inestimáveis sugestões e me propiciou o estímulo necessário. Não tenho como agradecer o tempo e cuidado que dedicou ao meu trabalho. Muitas outras pessoas me apoiaram com sua amizade ao longo dos anos, e várias delas foram suficientemente gentis para ler os primeiros esboços do meu manuscrito também: dr. e sra. James Ballenger, dr. Samuel Barondes, Robert Boorstin, dra. Harriet Braiker, dr. Raymond DePaulo, Antonello e Christina Fanna, dra. Ellen Frank, dr. e sra. Robert Gallo, dr. Robert Gerner, dr. Michael Gitlin, sra. Katharine Graham, deputado e sra. Steny Hoyer, Charles e Gwenda Hyman, Earl e Helen Kindle, dr. Athanasios Koukopoulos, dr. David Kupfer, Alan e Hannah Pakula, dra. Barbara Parry, dr. e sra. Robert Post, Victor e Harriet Potik, dr. Norman Rosenthal, William Safire, Stephen E. Smith, Jr., dra. Paula Stoessel, dr. Per Vestergaard, dr. e sra. James Watson e professor Robert Winter.

Durante um período muito difícil em Los Angeles, o dr. Robert Faguet foi um amigo extraordinário; como escrevi, ele cuidou de mim nos meus dias mais escuros, e o fez com muita graça e sabedoria. Meu ex-marido, Alain Moreau, também foi notavelmente generoso e leal durante esses dias, e sou grata a ele por nosso relacionamento próximo e duradouro. De maneiras bem diferentes, os drs. Frederick Silvers, Gabrielle Carlson e Regina Pally me ajudaram a seguir em frente durante esses longos e terríveis meses. Mais tarde, quando David Laurie morreu, muitas pessoas na Inglaterra foram excepcionalmente bondosas e continuaram amigas por todos esses anos: coronel e sra. Anthony Darlington, coronel James B. Henderson, o falecido brigadeiro Donald Stewart, sua esposa, Margaret, e Ian e Christiane Mill.

O diretor do meu departamento no Johns Hopkins, dr. Paul McHugh, foi especialmente solidário, como também, anteriormente, o dr. Louis Jolyon West, diretor de psiquiatria na época em que eu estava na faculdade de medicina da Universidade da Califórnia em Los Angeles. Sempre serei grata, tanto pessoal como intelectualmente, a dois homens que foram meus mentores quando eu era estudante de graduação e pós-graduação, os professores Andrew L. Comrey e o falecido William H. McGlothlin. Aprendi mais do que poderia expressar, ou reconhecer adequadamente, tanto de meus alunos como de meus pacientes.

Como muitos outros, fiquei arrasada com a morte do editor Erwin Glikes, em 1994. Ele não só foi um intelectual notável e um ser humano muito sábio, como também um amigo próximo. Foi quem publicou meu livro *Tocados Pelo fogo*, e cheguei a considerar praticamente impossível imaginar alguém mais a quem confiar algo tão pessoal quanto estas memórias. Felizmente, consegui trabalhar com Carol Janeway, da editora Knopf. Ela foi tudo que alguém pode desejar como editora: profundamente intuitiva, extremamente inteligente, sagaz e incansável na determinação de deixar o livro o mais completo e o melhor possível. Foi um prazer e um privilégio trabalhar com ela. Dan Frank, o excelente editor da *Chaos*, exerceu sua formidável capacidade editorial em um tipo de caos um tanto diferente e ajudou a dar estrutura a este livro. Trabalhar com a equipe da Knopf foi delicioso. Maxine Groffsky foi uma agente literária maravilhosa — calorosa, vivaz, envolvida, perspicaz, apoiadora — e sou grata a Erwin Glikes por ter nos apresentado.

Sou grata à Oxford University Press por me conceder permissão de usar material que escrevi antes para propósitos docentes e incorporá-los — como breves trechos de descrições clínicas — em um livro que escrevi com o dr. Frederick Goodwin, *Manic-Depressive Illness*. O sr. William Collins, que datilografou meu manuscrito, foi inestimavelmente preciso, confiável, simpático e inteligente.

Falei bastante sobre a minha família neste livro. Todos os relacionamentos significativos são complicados, mas não consigo imaginar optar por qualquer outra família exceto a que tenho: minha mãe, Dell Temple Jamison; meu pai, dr. Marshall Jamison; meu irmão, dr. Dean Jamison; minhas irmãs, Phyllis, Danica e Kelda; minha cunhada, dra. Joanne Leslie; meus sobrinhos, Julian e Eliot Jamison; e minha sobrinha, Leslie Jamison.

Meus agradecimentos ao meu marido, dr. Richard Wyatt, vão além de quaisquer palavras. Ele me incentivou a escrever este livro, apoiou-me durante todos os meus períodos de dúvidas e ansiedades sobre o trabalho, leu todos os esboços do meu manuscrito e fez muitas sugestões úteis que aceitei de coração. Sou grata a ele por um amor que tem perdurado, amadurecido e sido sempre maravilhoso.

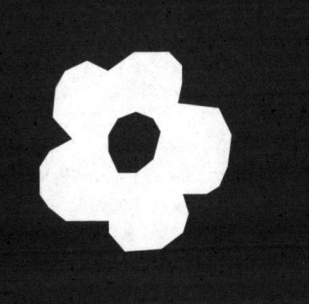

Agradecimentos aos seguintes autores pela permissão de reproduzir material publicado anteriormente: **Elizabeth Barnett, executora literária, The Estate of Edna St. Vincent Millay:** "Time Does Not Bring Relief" e um excerto de "Renascence", de Collected Poems de Edna St. Vincent Millay (HarperCollins), copyright © 1912, 1917, 1940, 1945 by Edna St. Vincent Millay. Reproduzido por cortesia de Elizabeth Barnett, executora literária, The Estate of Edna St. Vincent Millay. • **Carl Fischer, Inc.:** excerto da canção "The U.S. Air Force", letra e música de Robert Crawford, copyright © 1939, 1942, 1951 by Carl Fischer, Inc., copyright renovado. Permissão para reprodução de Carl Fischer, Inc. • **New Directions Publishing Corp. e David Higham Associates:** excerto de "The Force That Through the Green Fuse Drives the Flower" de Dylan Thomas, de *Poems of Dylan Thomas*, copyright © 1939 by New Directions Publishing Corp. Direitos fora dos Estados Unidos de *The Poems* (J. M. Dent Publishers) administrados por David Higham Associates, Londres. Reproduzido com permissão de New Directions Publishing Corp. e David Higham Associates. • **Special Rider Music:** excerto de "Subterranean Homesick Blues" de Bob Dylan, copyright © 1965 by Special Rider Music, copyright renovado 1993 by Special Rider Music. Todos os direitos reservados. Reproduzido por permissão de Special Rider Music.

DRA. KAY REDFIELD JAMISON, PHD, é psiquiatra e pesquisadora de distúrbios de humor na Fundação Dalio Family e professora de psiquiatria na Faculdade de Medicina da Universidade Johns Hopkins. É codiretora do Centro de Distúrbios de Humor da Johns Hopkins e membro do conselho administrativo da National Network of Depression Centers. É também professora honorária de literatura inglesa na Universidade de St. Andrews, na Escócia, e autora dos best-sellers *TAB: Transtorno Afetivo Bipolar* e *Quando a Noite Cai*, além de *Tocados Pelo Fogo*, *Exuberance* e *Nothing Was the Same*. Dra. Kay Redfield Jamison, PHD, é coautora de *Manic-Depressive Illness: Bipolar Disorders and Recurrent Depression*, texto médico de referência sobre bipolaridade. É ganhadora de diversos prêmios de literatura e ciência, entre eles, o MacArthur.

*Minha vela queima nas duas extremidades; não vai durar a noite toda; Mas ah, minhas inimizades, e oh, minhas amizades —
que bela luz desponta!*

Edna St. Vincent Millay, "Minha vela queima nas duas extremidades"

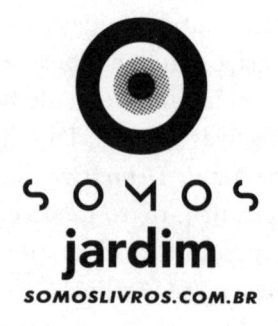

SOMOS
jardim
SOMOSLIVROS.COM.BR

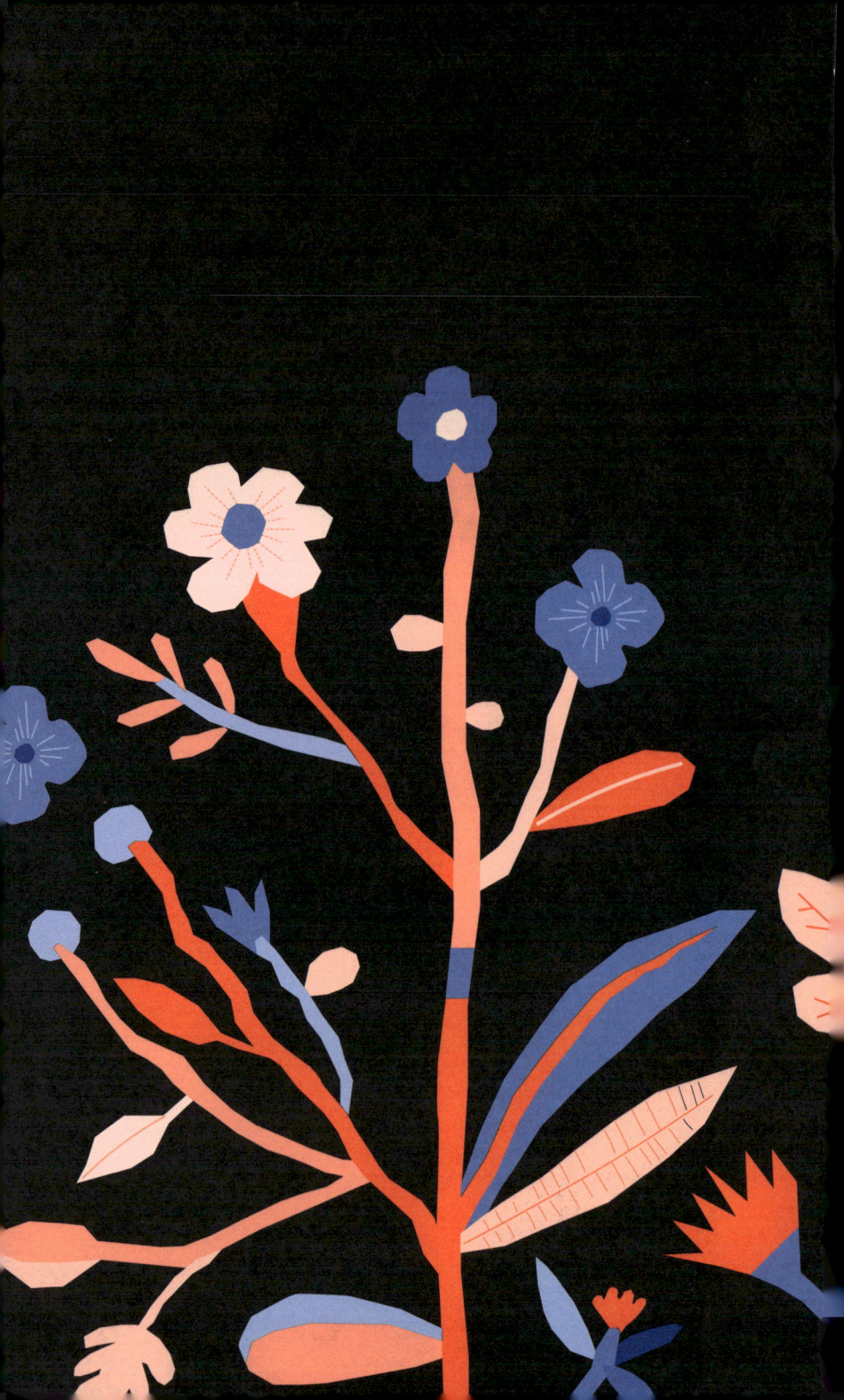